実践ガイド

腰痛症は自分で治す

吉田元（臨床運動学研究会代表）著

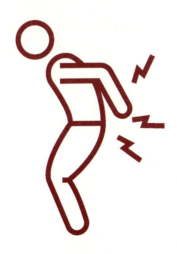

法研

実践ガイド　腰痛症は自分で治す

はじめに …………………………………………………………………… 6
本書の構成と使い方 ……………………………………………………… 10

第1展示室　腰痛とは、腰痛症とは、そもそも腰とは？　11

～　腰と腰痛についてあなたの理解度は？　～
- 腰の役割は？　腰はどう働いている？
- ヒトの腰は、何歳ごろから出来上がる？
- 腰の痛みは、どう感知される？
- 腰の痛みは、何によって引き起こされる？
- 腰痛が治らないのは、姿勢がよくないから？
- 腰痛症、あなたの場合は？

① 乳幼児には、腰がない。腰痛もない。犬では？………………………12
② 腰痛は"痛みのある部位への対処"だけでは対応できない…………16
③ 少年・少女のころに出来上がる腰のしくみ…………………………18
④ 中年までの腰痛、初老から始まる腰痛………………………………20
⑤ 「腰痛症」への新たな対応方針 ………………………………………22
⑥ 腰を支える腰の骨と筋・筋膜の変調が絡み合って腰痛症は発症……24
⑦ 腰痛は「直立2足歩行」の人類の宿命!?………………………………30
⑧ 腰痛の再発を防止する鍵（かぎ）は、"腰を支える力（支持力）"にある………32
⑨ 自身の腰の痛みのこれまでと現状を"自問自答"して確かめる……34

コラム●チェックカードの活用法……………………………………38

Contents

第2展示室　腰を支えるしくみに注目して、対処の途(みち)すじをさぐる　　39

～　いろいろある腰痛。あなたの場合は？　～
- 朝起きて、動きはじめがつらい
- 前屈みになると痛むが、立ったり座ったりはできる
- 起きようとするとき腰が痛むが、起きてしまえばなんとか大丈夫
- 動いているうちはいいが、じっと座っていたり長時間の立位がつらい
- 身体を反らした姿勢や身体を捻ったとき、腰が痛い
- 仰向けに寝ると、しばらく腰がつらい

① どんなとき、腰痛は起こる?……………………………………40
② ヒトの腰は、体幹を支える3つのしくみを備えている………44
③ 腰痛のほとんどが「後背側で支えるしくみ」で発生する…………46
④ 「腰の骨を内側で支えるしくみ」で発生する痛みは
　　慢性化しやすい　……………………………………………50
⑤ 腰の骨を支える筋の連なり（スジ）を捉えて、腰痛を治(おさ)める………58
⑥ 腰は前方から支える「腹部ボール」で補強されている………62
⑦ 腰痛症は、動作時の負担が集中する6カ所で生み出される…………68
⑧ 腰を支える力を取り戻す、4つの方策………………………………76

コラム●手技の要領（腰を支えるしくみAの場合）………………80

第3展示室 腰の構えを調え、腰を支える力を取り戻す　81

～ あなたの腰の構えは、どんなタイプ？ ～

- 上体を反らし、出っ尻に見える／腰椎前弯・骨盤前傾型（Ⅰ型）
- 腹が凹み、背中が丸まっている／腰椎後弯・骨盤後傾型（Ⅱ型）
- 片方の肩が下がり、背中が歪んでいる／上体捻れ型（Ⅲ型）
- 腰の骨が左右どちらかに偏っている／骨盤片寄れ型（Ⅳ型）
- 年寄りの腰曲がり（タイプ①）／上体前屈み型（Ⅴ型）
- 年寄りの腰曲がり（タイプ②）／上体後退型（Ⅵ型）

① 腰の構えで決まる、腰を支える力（Ⅰ型）（Ⅱ型） ……………82
② 腰への負担が大きな座り方とその対応（Ⅰ型）〜（Ⅳ型） ……86
③ 「上体の捩れ（Ⅲ型）」タイプの人の腰痛症とその対応………96
④ 「骨盤片寄れ（Ⅳ型）」タイプの人の腰痛症とその対応…………102
⑤ 腰の構えの崩れに因る腰痛症に対処する3つの途すじ……104
⑥ 深い吸息で、姿勢を調える。深い吐息で、腰を据え直す…………112

第4展示室　筋やスジの回復を図り、腰を支持する力を保つ　119

~ 腰の衰えはさまざま。どこを捉えて支持力の回復を図る？ ~

- 長時間立っていたり、長歩きもつらくなってきた
  → 腰を支える筋やスジのつらいのはどの辺りの筋？
- 足腰が冷えやすく、冷えると腰がおかしくなるようだ
  → 足腰の血液・リンパの流れを促す。どこをどう温めるのが効果的？
- 腰痛のほうはなんとかなっているが、最近、転びやすくなっている
  → 姿勢の取り方によって、力が入らない筋やスジがあるはず
- 年をとるにつれて、腰曲がりが徐々に進んできたようだ
  → 「前屈み」に、「上体の捩れ」が加わると腰の痛みは増す。
  　どのスジをケアすればいい？

① 腰の支持力回復が、腰痛症克服の基本……………………………120
② 腰を支える力の衰えを回復させる3つの課題………………………122
③ 足腰の血液・リンパの還流を促す方法………………………………126
④ "年寄りの腰曲がり"など、初老期に始まる姿勢や
　腰の構えの崩れに対応する（V型）……………………………………130
⑤ 腰を支える筋やスジの緊縮力を保つことで、
　腰痛の発生（再発）を防止する…………………………………………138
⑥ 腰に関わる運動の原理をベースに対応策をさぐる……………………140

おわりに……………………………………………………………………143

はじめに

● 腰痛とひと口に言うが……

　腰の辺りで痛むのが腰痛。ひと口に腰痛といっても、痛む場所も、痛みの様相もいろいろです。一括りにして原因や対策を論じること自体、無理がありそうです。そもそもが、腰痛は症状であって、病名ではありません。

　多様な症状を抱えて通院される方々と長年にわたって接してきて、私はこう考えます。腰の痛みやつらさを訴える患者を前に、まずやることは何か。「腰のどの辺りが、どんなふうに痛みますか？」「どんな姿勢がつらくて、どんな姿勢が楽ですか？」こうしたことを姿勢や動きを観察しながら尋ねます。一つひとつ、発症の様子から経過などを聞き取りながら、その人の身体と照らし合わせていくと、原因や背景が少しずつ見えてきます。対処の手順や方法まで見当がつくこともあります。あなた自身が、原因・背景や対処の仕方に見当がつけられるはずはないでしょうが、それでも、ここから出発するのが一番の近道です。

　本書では、36ページに「問診表」ならぬ、「自問カード」を用意いたしました。あなたが自分で自身の腰痛の正体をとらえ、あなたが自分で実践できる養生法を見つけ出すには、手順を踏むことが大切です。本書では「腰痛はこうすれば治せる！」というような秘策をお伝えすることはできませんが、「あなたの腰の痛みは、こんな途すじをたどっていけば、よい対応策が見えてきます」と道案内することはできます。

● 中高齢者の腰痛症には、違ったアプローチが必要

　長年、私は鍼灸指圧の治療師として、多くの患者さんを診てきましたが、

最近、中年を過ぎてから腰痛に悩まされる方を数多く診るようになりました。私自身が高齢者の仲間入りをして、"中高齢者の腰痛もち"への共感が深まったせいでしょうか。20年前とは、ずいぶん腰痛症の見え方、診かたが変わりました。そうした腰痛の診察をとおして、とくに私が申し上げたいのは、年をとると身体が抱え込んでいるトラブルは、腰痛だけではなく、ほかにもあれこれあって、それが腰痛と深く絡んでいるケースが多いということです。それを腰痛とは別のこととして扱っていては、的確な対応策は出てきません。

　逆に、腰痛への対処が軌道にのると、思いもかけず循環器や呼吸器に関わる病症に良好な結果が出るようなケースもあります。

　身体はもともと、ひとつながりの全体で働いているのですから、当然といえば当然の結果でしょうが、年配者の腰痛に臨む場合には、ほかの症状とつなげて対処の手順を考えるようになりました。

　この「**ほかの症状とつなげて対処の手順を考える**」手法は、あなた自身が身体のトラブルに悩むとき、大切な心得になるので覚えておきましょう。

● 「腰が悪い」のか、「腰に来た」のか

　腰に痛みが出てくると、「腰を悪くした」「ここのところ腰の具合がよくない」という言い方がよくなされます。しかし、「胃を悪くした」「ここのところ歯の具合がよくない」と同じ扱いをしてしまうと間違います。同じ不調でも、その部位に主な原因のある胃や歯の痛みと違い、腰は、体幹の一部として活動し、身体は腰を要（かなめ）として機能しています。腰だけ取り上げて対応するだけでは、治まらないことが多くて当然です。

　こうしたケースは、「腰に来た」という言い方のほうが的を射ています。当然、「どこから、何から腰に来たのか」をさぐっていくことが、原因や背景を推理する途すじになります。

　こう考えてくると、「腰に来た」場合には、対処するところは、必ずしも「痛いところ」「つらいところ」とは限りません。

本書では、腰痛症を身体全体の一部に起きた事態とみて、原因をさぐります。「どこから腰に来たのか」という観点を忘れない。また、ひとつながりの全体で対応する。そんな姿勢で臨みます。

●腰痛症は、自分で治すしかない

　内臓病では、検査で自覚のなかった異変が発見されることもあります。また、自ら異常に気づいても、対応は病院任せにすることのほうが多いでしょう。他方、腰痛は、自身、腰の痛さを感じたときが治療のスタートです。慢性化した場合には、どう対処するかも、自分で判断し、進めていくしかないことが多いのです。要所々々は専門の人に診てもらったり、処置を仰いだりすることはあっても、結局は自分で対応していくしかありません。元来、腰痛症のような運動器のトラブルは、「自己判断」を抜きに対応のしようがないのです。ここで自己判断についての鉄則を紹介しましょう。

・痛みを頼りに病状を判断するが、それは本人しかわからない。腰痛とは、本来、自覚症状そのものです。

・腰痛が慢性化した経緯を振り返るのはもちろん、腰痛の再発がくり返される原因も、背景も、本人が自分の身体に照らしながらさぐっていく。腰痛症とは、そんな病症です。

・「これは！」と思う療法も、はっきりしなければ止めます。試してよさそうであれば、続けていって経過をみます。

●腰痛症を"自分で治す"には、手引き書が要る

　見当外れの対処法や養生の仕方にならないためには、手引き書のようなものが欲しいところです。あいまいな理解を正し、自己判断の助けになるよう

なチャートや図表があれば、自分の抱えた腰痛の正体がわかり、適切な養生の仕方も見えてくるはずです。そうなれば、"自分で治す"ことは可能です。そんな仕掛けや工夫はないものでしょうか。

"展示会場を巡る"という趣向はどうでしょう。順々に展示を見て歩く。自分の腰の痛みやつらさと照らし合わせてみる。また立ち戻って解説を読む。こんなガイドブックがあれば、役立つでしょう。そんな本に仕上げました。

●展示会場にようこそ!!

展示室を4つ用意しました。

第1展示室　腰痛とは、腰痛症とは、そもそも腰とは?
第2展示室　腰を支えるしくみに注目して、対処の途(みち)すじをさぐる
第3展示室　腰の構えを調(ととの)え、腰を支える力を取り戻す
第4展示室　筋やスジの回復を図り、腰を支持する力を保つ

各展示室の入り口（扉）には、テーマとなる症状や課題が掲示してあります。

扉を開くと、テーマに関わる図表や図解が並べてあります。それぞれの症状には、相応する対処法や養生の仕方が展示してあります。来場者（読者）は、目にとまった展示に足を止め思案します。また、順路を外れて、自身の身体と向き合います。こうして、行きつ戻りつするうちに、「自分の場合はどうなのか」答えが見えてくれば良し。見えてこなくても、次の展示室に進んでください。4つの展示室をめぐり終えるころには、自分の場合はどんなタイプなのか、腰痛の正体が見えてきます。どう養生すればよいか、おのずと明らかになるような展示会場にしました。まず、展示会場がどう配置され、どう巡ればいいか、次のページの「本書の構成と使い方」をご一読ください。

○本書の構成と使い方

1. 　4つの**展示室の扉**ページは、そこの展示室でテーマとなる事項や腰痛症状が書き出してあります。

> ➡自分がどのケースに該当するのか、どう対処すればよいのか、不明なことが展示室を巡るうちに明白になってきます。自分の腰痛がどのタイプかわかってくれば、対処の仕方も見えてきます。

2. 　**[第1展示室]の巻末**(36・37ページ)に**「自問カード」**と**「チェックカード」**を掲げました。[第2展示室][第3展示室]と巡るにあたって、腰や身体の状態を把握するのに利用できます。
   ➡カードに記入した腰や身体の状態と、展示とを照らし合わせながら、順路を進めていきます。

3. 　展示物(図解、作表、フローチャート、事例等)は**「右側のページ」**に配置してあります。一方**「左側のページ」**では、順路を案内しながら、展示を紹介していきます。
   ➡原則的に、右ページの**展示物に、左ページの説明文が呼応する**配置になっています。

4. 　**[第2展示室]では、腰を支える3つのしくみ**が紹介されます。動作時、体幹にかかる負担を腰が支えられないときに腰痛が発生します。
   ➡支えるしくみのどこがしっかりすれば、腰痛から抜け出せるかが、この展示室のテーマです。

5. 　**[第3展示室]では、腰の構えのタイプ(4つの類型)**が紹介されます。"腰の構え"をつくって動作時の負担を支えますが、中高年になると、その人の普段の腰の構えは固定され、柔軟性が失われて**腰痛の発症リスク**は高まります。さらに**腰の構えの崩れ**が進行すると、腰痛を引き起こします。
   ➡自分の姿勢や腰の構えのタイプを知っておくことは、腰痛症に対処するうえで大切です。**[第4展示室]では「年寄りの腰曲がり(2つの類型)」**が腰痛の原因として加わります。合計6つのタイプのうち、あなたの場合は?

6. 　腰の構えを保持し、3つのしくみを一体化して支える力を生み出しているのは、腰を起点にして手足へと走行する**筋の連なり(スジ)**です。**スジの伸縮性や緊縮性を回復させる**ことが、腰を支持する力を取り戻し、腰痛症を治める基本です。
   ➡**[第4展示室]**の初め(123・125ページ)に**質問表(その1)(その2)**を掲げました。まず、対処すべき筋やスジを確認したうえで対処の方法をさぐります。

第1展示室

腰痛とは、腰痛症とは、そもそも腰とは?

〜 腰と腰痛についてあなたの理解度は? 〜

- 腰の役割は? 腰はどう働いている?
- ヒトの腰は、何歳ごろから出来上がる?
- 腰の痛みは、どう感知される?
- 腰の痛みは、何によって引き起こされる?
- 腰痛が治らないのは、姿勢がよくないから?
- 腰痛症、あなたの場合は?

これから、あなたの腰の痛みの正体をつかみ、対処する方法や養生のやり方を見つけ出す順路に出ます。

　そこで最初にやっておくことがあります。

　それは、腰痛について知るうえで、基本的な用語となる「**腰痛**」「**腰痛症**」、そして「**腰**」とはそもそも何なのか、よく確かめます。つまり、これらのことばの語義を問い直すことです。

　これらのことばは、考えてみるとあいまいなところが多く、わかったつもりでいると、途中で立ち往生しかねません。

　例えば、「**腰はどこからどこまで指すのか**」といった質問を正面切ってされると、答えられそうで、すぐには答えられないでしょう。背中の下のほうに手をやって「この辺りかしら？」と首を傾げる方も少なくないでしょう。

　私も、臨床の道に入ってずいぶん経ってから、そのあいまいさに気づきました。あれこれ調べて、**腰の骨は、腰椎と骨盤から成り、腰の骨が、筋・筋膜に覆われる辺りを腰**と理解するのがよいという結論に至りました（**展示1-1・2**）。

　また、本書のテーマになっている「腰痛症」ということばも、単に"腰痛症状を呈する疾患"としたのでは、語義を尽くした理解とはなりません。

　腰痛症とは、"慢性化し、同じような腰痛症状をくり返す病態"として案内を進めていきます。

　この展示室では、「腰とは？」「腰痛症とは？」「腰の痛みはどこから？」と問い直すことで、課題への理解を明確にする展示を並べました。

1　乳幼児には、腰がない。腰痛もない。犬では？

　大人の腰がどの辺りを指しているのかはわかりました。

　では、乳幼児の場合はどうかというと、手や足、頭はもうはっきりしてい

展示1-1　腰の骨、腰ということばが指し示す場所

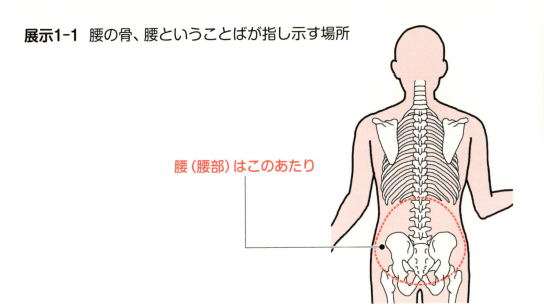

腰（腰部）はこのあたり

展示1-2　斜め後ろから見た腰部

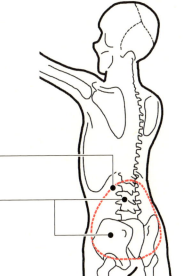

腰（腰部）はこのあたり

腰の骨（腰椎と骨盤）

第1展示室　腰痛とは、腰痛症とは、そもそも腰とは？

基本用語の
語義を
確認しましょう

①腰の骨とは、腰椎と骨盤を指す。
②腰痛とは、腰の骨とこれを覆う筋・筋膜の部所に痛みを感知する症状である。
③腰痛症とは、慢性化し、同様の腰痛をくり返す病態である。

ますが、腰となるとさっぱりわかりません（**展示1-3**）。

●ヒトの腰は、運動能力の発達につれて姿を現す

　幼児が「ひとり立ち」して、2本の足で歩けるようになると、腰らしきものが現れます（**展示1-4**）。その後の成長を経て、6歳児が駆けている姿を見ると、腰がどの辺りか、だいぶはっきりしてきます。

　ヒトの腰は、子どもが成長していく過程で、「直立2足歩行」という運動能力の発達にともなって姿を現し、腰の働きが出来上がっていくにつれて、形成される部分です。したがって、幼児期には、「腰の辺りが痛い」ということはあっても、「腰痛」といえる症状はありません。

●イヌの腰痛、ヒトの腰痛

　ヒトは「這い這い」してから、「つかまり立ち」「ひとり立ち」と成長します。ここで、四つ足動物のまま一生を終えるイヌに目を転じてみましょう。イヌには、腰椎（ようつい）や骨盤（こつばん）と呼ばれる骨格はありますが、はっきり区分できるように機能をもった「腰」はありません（**展示1-5**）。

　気になってイヌの解剖アトラス（図版集）を覗いてみました。

　ところが、もくじには「腰」の文字は見当たりません。索引には「腰椎」「腰神経」という文字はありますが、本文に、腰の働きや構造についての解説は見当たりませんでした。

　イヌのような四つ足動物ではなく、樹上や岩の上を、体幹を立てて飛び歩くサルに目を移してみると、腰の輪郭がはっきりしてきます。そして、2脚で立って手を使うヒト、2足で歩いて移動するヒトにいたって、「腰」というしくみを備えた部位が成立するのです。

●腰痛は直立した姿勢が定着してから現れた病症

　ところで、イヌには「腰痛」はあるかと考えてみますと、交配をくり返し

展示1-3 新生児の体幹

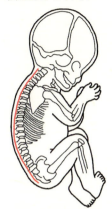

乳幼児では、腰の骨（腰椎と骨盤）の発達が不十分で、腰と呼べる部位はまだ見当たらない。

展示1-4 ひとり立ち

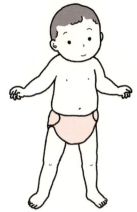

「ひとり立ち」して歩けるようになって手（腕）、足（脚）は発達し、頭部、頸部の位置は定まってくる。しかし、腰の辺りはまだ判然としない。

展示1-5 イヌの全身骨格

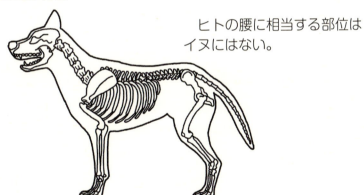

ヒトの腰に相当する部位はイヌにはない。

> **復習しましょう**
>
> ①幼児は「腰の辺りが痛い」ことはあっても腰痛はない。
> ②四つ足動物のイヌには腰痛はない。
> ③腰痛は、直立した姿勢が定着してから現れた病症と理解することが、腰痛への対応の第一歩になる。

第1展示室　腰痛とは、腰痛症とは、そもそも腰とは？

たダックスフントのような犬種では、「腰椎椎間板ヘルニア」という治療を要する病態が見られます。しかしイヌは、ヒトのように腰を立てる場面はごく稀で、ヒトの腰痛症への対応を考えるヒントにはなりません。**腰痛は、直立した姿勢が定着し、手・足の動作を、腰が受け付けて立つようになって初めて現れる病症と理解することが、腰痛への対応を考えるスタートになります。**

2 腰痛は"痛みのある部位への対処"だけでは対応できない

●腰痛とはどの部位が痛む病症なのか？

　「腰痛」を英語の辞書で調べると、「Lower Back Pain（背中の下のほうが痛む症状）」とあります。

　では、腰痛は「背部痛」の一部なのでしょうか？　そうとは言えませんが、「背腰部痛」として扱うほうが、都合がよいケースが多いのは確かです。

　一方、「足腰が弱った」「腰つきが怪しい」という言い方があります。この場合の腰は明らかに、殿部を含めた腰のことをいっています。地方によっては「腰が痛い」と訴えれば、「殿部のことか」と受け取られることもあります。

　そうなると、「腰がどの部位かわからない」といったことになり、腰痛への対応を論じ、対処の目標を定めるには困るのではないか？　と、懸念されるかもしれませんが、本書における「腰痛への対応」は、まったく別の手順で行うので心配はいりません。

●腰痛はどのようなときに発症するか？

　腰の痛みは、同じ姿勢を長く保っているときか、ある動作に移った際に発症（あるいは再発）しています。

展示1-6 腰の骨（腰椎と骨盤）にかかる負荷

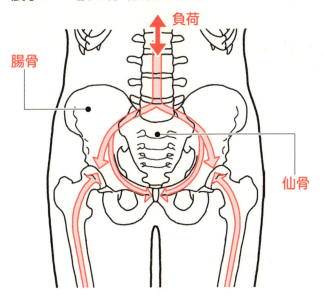

腰の骨は、脊柱からの重量と両脚からの突き上げを絶えず受けながら立っている。腰椎は仙骨となってはまり込み、骨盤と一体となって上・下から来る負荷を受け止めている。

第1展示室　腰痛とは、腰痛症とは、そもそも腰とは？

展示1-7 手足・体幹の動きを受けて立つ腰

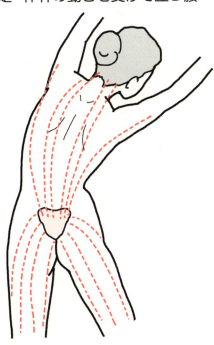

「腰」を辞書で調べると

英語 hip(s)、a waist

日本語 辞書によって、若干の表現の違いはあるものの、背部の下方で、骨盤の上部としている。しかし、『解字漢和辞典』によれば、要は、人体の「こし」とあり、「要」をあらためて引いてみると、……古字は両手で人体の「こし」の関節を絞めている形。……のちに、この字がほかのいろいろな意味に使われるようになり（例えば、扇の骨の綴じ目のところ　など）月（にくづき）を加えて「腰」となった、とある。

腰痛症とは、ある姿勢を保持し、またある動作をする際に、腰が支えきれない病態です。したがって、**腰痛症には、動作を行う身体全体を視野に収めて対応するしかないのです**（展示1-6・7）。

→このテーマは「第2展示室」で詳しくガイドいたします。

3 少年・少女のころに出来上がる腰のしくみ

　腰の機構（しくみ）の成長は、幼児や小学校低学年の児童の駆ける姿と、高学年の児童の走る姿の違いに現れてきます。高学年生になると、それまでの手足をバタバタさせる走り方は見られなくなります。

　その違いは、手足の動きと腰との連動のしかたにあると考えられます。**小学生でも高学年生になると"腰を起点に、手足の動きをくり出す感じ"がはっきりしてきます。**この感じの違いの背景には、それまで前傾気味だった骨盤が起きてきて、腰がしっかり立っているという「腰の構え」の変化にあります。

　右ページの2枚のイラストを比較してみてください。

　「腰の構え」とは、立っているとき、骨盤と腰椎という腰の骨がつくり出している体形のことです（展示1-9）。

→このテーマは「第3展示室」以降で詳しくガイドいたします。

　個人差はありますが、中学生になるころ、殿部と腰椎を支える筋肉が発達してきて、腰を立てた姿勢を長時間保つことができるようになります。立てた腰を起点にして、体幹や手足を動かせるようになります。この時点で、腰という構造と機能は一応の完成です（展示1-8）。

展示1-8　直立姿勢の確立と腰痛の出現

0歳〜	出生時にはどこが腰か不明。
1歳〜	「ひとり立ち」ができるようになるが、腰は判然としない。
3歳〜	腰の辺りを起点にした上肢・下肢運動が多くなると腰らしきものが姿を現す。
6歳〜	骨盤前傾のまま脊柱のS字弯曲が形成される女児が多くなる。
9歳〜	骨盤が直立し、腰椎の前弯も減少。しっかり腰が立った子どもが多くなる。
12歳〜	身長が伸びるとともに腰の構えも形成されはじめる。
15歳〜	腰が痛むことはあっても、まだ腰痛症はない。

※10歳くらいになると、腰が伸び、腰が動作の中心になります。小学校高学年になると、骨盤をしっかり立てて下肢が使えるようになります。

展示1-9　小学生の学年による姿勢の違い

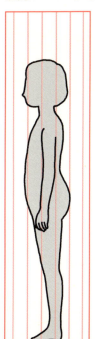

3年生（女子）
　小3の女子の立ち姿の特徴は、骨盤の前傾です。脊柱の下方は仙骨となって骨盤にはまり込んでいるので、腰椎も前弯する。そこで、まっすぐに前を向いて立つと、背部のS字弯曲が目立っている。

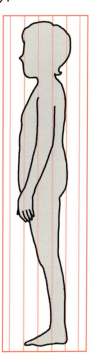

6年生（女子）
　小6の女子では、しっかり骨盤が立って上体の直立姿勢を受けている。また、この例では脊柱のS字弯曲も普通に形成されている。S字弯曲が形成されないまま成人する人も少なくないが、骨盤が前傾したまま上体からの負荷を受けると、負担は腰椎下部に集中することになる。

第1展示室　腰痛とは、腰痛症とは、そもそも腰とは？

その後、青年期にかけて、身長がさらに伸びて、**成人期にはその人の骨格体形はだいたい出来上がり、同時に腰の構えも定まります。**

4 中年までの腰痛、初老から始まる腰痛

●中年期までの腰の構えと腰痛症

成人期から中年期にかけて、男性の腰の構えはほとんど変わりません。一方、女性では、出産前後で腰の構えの急激な変化があり**（展示1-12）**、その変化に腰を支えるしくみが対応できずに腰痛を引き起こすことがあります。また、授乳と育児の際、腰への負担は格別に大きなものになります。しかし、この時期の女性の傷の修復力や疲労回復力は高まっていて、出産前後に発生した腰痛がそのまま中高齢まで慢性化して尾を引くというケースはほとんどありません。

中年期までの腰痛症は、労働や動作時の身体の使い方や姿勢の歪みに起因するケースがほとんどです。**動作時の姿勢の取り方により、また、その人の腰の構えによっては、腰を支えるしくみの一部が、これを支え切れずに再発をくり返すのです。**

●初老期からはじまる姿勢の変化が腰痛の新たな原因となる

初老期には、姿勢に新たな変化が現れます。時代の変化で、身体の使い方が違ってきたため、いわゆる腰の曲がった老人は、以前ほど見かけません。それでも"腰の構えの崩れ"が少しずつ進行します。それは、いくつかのパターンで姿勢を歪めます。腰を支える力が弱ると、姿勢の歪みによって新たな腰痛症が発生します。

展示1-10 中年期までの腰の構えと腰痛症の背景

～20歳	腰の負荷の大きな動作が増すにつれて、腰痛症が現れる。
～30歳	日ごろの身体の使い方、長時間のデスクワークや運転の際の姿勢の取り方などが腰痛症の背景にあることが多くなる。
～45歳	動作に対応できる姿勢がとれず、腰痛が発生するケースが増えてくる。背景には関節の動きの柔軟性が失われることがある。

展示1-11 初老期に始まる姿勢の歪み

～55歳	・腰を支える筋の疲労回復が遅くなる。 ・腰部に限らず関節の動きが硬くなり、大きな動作で体幹のしなやかな動きが難しくなる。
～65歳	・長時間同じ姿勢の持続が困難になりはじめる。 ・手足、体幹の動きを受けて立つ力が衰えてくる。
～75歳～	・腰曲がりによる腰痛の人が出てくる。 ・歩くとき腰の位置が下がってくる人が増えてくる。

(注) 中年期は40歳ころにはじまり、初老期は55歳ころからを指すことにした。辞書を引くと「初老は40歳」と出ているが、高齢社会の実感に近づけ、前期高齢者以前の10年余りを初老期と呼ぶことにした。

展示1-12 臨月の女性の腰の構え

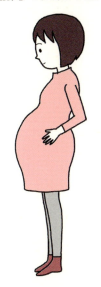

展示1-13 高齢者の腰曲がり

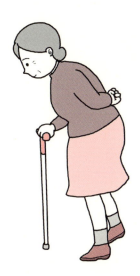

その代表格が「**高齢者の腰曲がり**」と「**腰を屈めて歩く高齢者**」です（展示1-13）。両者は同じように見えて、成り立ちに違いがあります。前者の曲がりは腰の上方で発生し、後者は腰の下方で発生します。骨盤の後傾をともなうのが特徴で、腰の位置は下がっています。

→このテーマは「第4展示室」で詳しくガイドします。

　腰の構造や働きは年を重ねるにつれて変化し、腰の様相はそれにつれて違ってきます。年を重ねるにつれて、慢性化する腰痛が増えてきます。その対応も年齢層によって変わることになります。

5 「腰痛症」への新たな対応方針

　ここで、腰痛や腰痛症が一般にどう扱われているか見ておきましょう。外来診療では、腰痛は腹部の臓器（内科・泌尿器科・産婦人科など）で起こるものや、背後にがんや大動脈瘤などの危険性の高い病気のあることが疑われる場合、これをチェックしたうえで、整形外科領域の診察に入ります。

　診察は、レントゲンやMRIの画像所見と病状とを照合しながら進められます。腰椎の変形、椎間板ヘルニア、脊柱管狭窄等の有無がチェックされます。そして、検査では症状の原因がはっきりしないケースが「腰痛症」と診断されます。ところが、このような診断のつけ方では、"当人が体験してきた腰痛の実感"とのズレが大きいままです。また、根拠をもった原因の説明や具体的な養生の指導ができません（**展示1-14**）。

　本書は腰痛症を"慢性化し、同様の腰痛症状をくり返す病症"として、対処することにしました。本来、この病症には「ひとつの疾患名を立て、それに対応した治療法をさぐる」やり方はなじみません。

展示1-14 腰痛症の診断手順と問題点

①**腰痛症は"腰痛症状を主訴とした疾患"と理解されている。**腰痛の様相と経過を踏まえ、また、泌尿器や婦人科の疾患に因る症状でないことをふるい分けしたあと、整形外科領域の疾患として扱われる。

②**診断は、腰椎レントゲン検査、血液一般検査、MRI検査等を行って、腰椎骨折や骨粗しょう症、腰椎変形症、すべり症や分離、椎間板ヘルニア等の有無などをチェックしたあと確定する。**

③**画像検査等によって腰椎の原因を明らかにできないケースが「腰痛症」として扱われている。**
(注) 日本腰痛学会では、③のケースについて「非特異的腰痛」という診断名を提唱している。腰痛で外来を訪れる患者の7割が非特異的腰痛という研究結果が公表されている。

④**結局、特に原因を明確にできない腰痛部の症候学的診断名が「腰痛症」となる。そのまま治療に移るにはいくつかの問題がある。**
・「医学的な原因がはっきりしない」のでは、根拠のある治療方針が立てられない。画像所見の有無にかかわらず、どう治療すべきかの指針がいる。
・主訴(自覚症状)と画像所見のほかの根拠をもって治療を進めるには、問診や触診あるいは運動学的な診療を駆使して治療の手がかりをさぐる必要がある。
・そもそも「腰痛症」を"腰痛症状を主訴とした疾患"と扱っていいのか?

第1展示室　腰痛とは、腰痛症とは、そもそも腰とは?

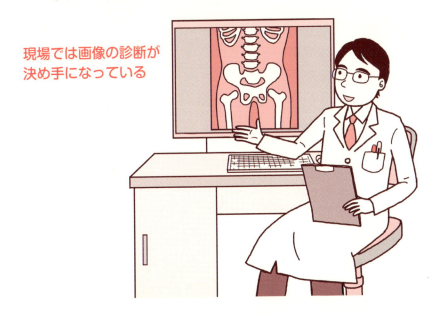

現場では画像の診断が決め手になっている

例えば、脊柱管狭窄症を考えてみましょう。発症以前にも画像に異常所見が見られるケースがほとんどです。その後、かかってくる負荷を腰が支えられなくなったとき発症します。なかには、手術で治まった狭窄症の症状がぶり返すことがあります。これは「手術がうまくいかなかった」というよりも、「腰にかかってくる負担を支持する力が手術だけでは取り戻せなかった」と考えるべきでしょう。そして、「腰を支えるしくみを回復させる治療」「支持力が大きくなる姿勢のとり方」等々の対応が組み合わされてうまくいくのです。本書では、腰痛症を抱く人に寄り添う新たな対応の途すじをさぐります。

6 腰を支える腰の骨と筋・筋膜の変調が絡み合って腰痛症は発症

　腰部の痛みが慢性化し、なかなか治り切らないのが腰痛症です。その要因をあれこれあげて、その理由を検討してみると……

・中年期以前の腰椎の変形症が、そのまま慢性の腰痛症になるわけではない

「椎間板ヘルニア」「腰椎すべり症」「腰椎分離症」と呼ばれる腰椎の変形をともなう病症は、いずれも中年期までに発症します。急性期には坐骨神経痛症状をともなったり、重苦しい腰の痛みが続いたりと、それぞれひどい症状が出る場合が多いですが、慢性化して中年期以降まで腰痛再発の原因となる例が多いわけではありません。腰椎や関節の不具合を、その周囲を固める筋・筋膜で直立姿勢を保つことができれば、腰痛の慢性化にはつながりません。

・初老期から直立姿勢の保持困難が要因に加わる

　初老期になると、骨折する人が増えてきます。腰では「腰椎の圧迫骨折」があります。軸圧骨折とも呼ばれ、尻もちをついたときなどに上下の圧力で椎体部がつぶれることです。受傷時は痛みで身動きができないほどですが、

展示1-15　腰椎が変形すると椎間孔の内と外で腰痛を引き起こす

腰椎の間の脊髄神経が出入りする孔(あな)を「椎間孔(ついかんこう)」といいます。椎間板がヘルニア脱出を起こして、この孔付近で神経を刺激すると、腰痛と坐骨神経痛(ざこつしんけいつう)が起こります。神経が孔の内側の脊柱管付近で刺激を受けても同様の症状が起こります。

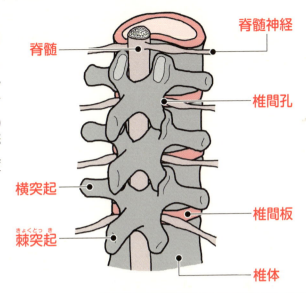

腰痛症の特徴について、ここでマトメをします

① 「慢性化し、同様の腰痛症状をくり返す病態」を「腰痛症」と呼ぶことにした。慢性化する腰痛の多くが、この経過をたどる。言い換えれば、なかなか治らない腰痛が一般に「腰痛症」と呼ばれている。

② 同様の症状をくり返す場合、背後に危険性の大きな疾患が潜んでいるかもしれない。医療上深刻な内臓疾患などの可能性を排除できたケースについて、整形外科やリハビリテーションの領域で扱うことになっている。

③ 坐骨神経痛など神経症状をともなう「椎間板ヘルニア」は若年期に発症することが多いが、そのまま慢性化し、中年以降の腰痛症に移行するわけではない。

④ 初老期に発症することが多い「脊柱管狭窄症」は下肢への神経症状をともなう治り難い慢性腰痛を引き起こす。しかし、ヘルニアや狭窄症など、腰椎の神経の出入り口付近に神経を刺激する画像所見があっても、急性期を過ぎてそのまま慢性化の経過をたどるケースばかりではない。

⑤ これらの腰椎の変形所見のあるケースを含め、中年期以降の腰痛症では、いくつかの要因が重なって発症(あるいは再発)している。したがって、それぞれのケースの発症要因をとらえて対応できれば、腰痛症は治すことができる。

数週間から数カ月のうちに痛みは落ち着きます。

　椎体が圧縮されることで上体がやや屈んだ姿勢になり、腰痛症になる人は少なくありません。好発部（よく発生する部位）の第1腰椎付近（胸腰移行部）は、左右の手（腕）を使うときの要の位置にあたるので、手の作業で負荷がかかると背腰部にも痛みが広がります（**展示1-16**）。

　また、骨折が椎体（腰椎の前方部）の左か右の片側だけに起きると、脊柱が左右片方に側屈し、脊柱全体の支持力が低下します。当然、これを支える脊柱起立筋などが疲弊します。つまりは、「腰の直立を保つしくみ」の一部に支障をきたし、腰痛症の原因になるのです。

　初老期にはじまる姿勢の崩れの代表的なものに**「腰曲がり姿勢」**があります。腰曲がりは、胸郭の下で腰部の上縁との境目（胸・腰移行部）で発生します。腰痛はこの付近を走行する脊柱起立筋に発症します。

　腰痛の軽減は、腰を支えるこれらの筋の回復を図る処置で果たすことができます。問題は"どうしたら直立姿勢を保つことができるか"にあります。

●対応の基本は"腰を支える力の回復と確保"になります

　腰椎の変形症や「腰曲がり姿勢」がある腰痛症に共通しているのは、腰を支える力が低下することです。腰椎の変形や姿勢が悪くなれば、これを周りから支える筋への負担が大きくなり、疲弊して痛みを発するようになります。しかし、また、腰を支え、直立した姿勢を保つのも周りの筋・筋膜です。

　腰痛症への対応は、まず「腰の骨」と「骨を周りで支える筋」との協同によって作り出す"支えるしくみ"を理解することで見えてきます。これが次の展示室のテーマになります。

●中高齢者では、いくつかの要因が絡んで腰痛は慢性化します

　中高齢者になると、それまで生活してきた身体の歴史が背景になって腰痛

展示1-16　圧迫骨折とは？

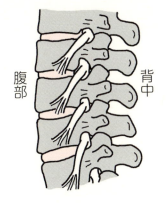
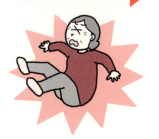
上・下から力が加わり、椎骨が骨折する
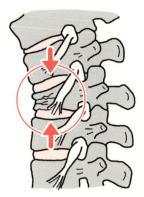

圧迫骨折の再発を防ぐポイント

圧迫骨折による腰痛が慢性化したら、
①骨折部の周りの組織への血行を促し、脊柱を支持する筋力が衰えないようにする。
②腰椎を腹部側から支える「深腹筋群」(腹腔の後ろにあり脊柱を前屈させる筋群)を利かせた腰の構えを心がける。
③腰の骨を起点にした、体幹や手足へと走行する筋の連なり(スジ)の伸縮性の確保も、腰痛の再発を防ぐポイントとなる。

【腰痛の事例①】
2度の圧迫骨折を乗り越えて

Mさん（80歳　女性　ビル管理業）

　Mさんは都心のビルの管理を仕事にする高齢女性です。若いころから体を動かす仕事に就いて、骨折や腰痛の経験から、身体の手入れを怠らない生活を営んできました。2年前に自宅で転んで腰を強打し、腰椎の圧迫骨折を経験しました。当初は私の治療の世話になりましたが、自分で手入れをしながら、勤めを続けてこられました。4カ月前に歯科の診療椅子から起きようとして、前回傷めた腰椎がつぶれました。前回より回復に手間取ってはいるものの、現在はフルタイムの稼働に戻られています。

第1展示室　腰痛とは、腰痛症とは、そもそも腰とは？

が起こるケースが多くなり、これは多くの場合、慢性化します。それでも、いくつかの要因のうち、いずれかの要因に対処できると、腰痛は落ち着くという場合が多いようです。具体的な事例を2つ紹介しましょう。

　Mさんの場合（**27ページ事例①**）は、日ごろから右の腰殿部から太ももにかけての自覚症状があったので、腰を冷やさないようにしたり、手動のマッサージ器で患部の筋を手入れしてしのいでいました。2度目の圧迫骨折は、腰を支えているのも辛いものでしたが、腰痛部だけに気を取られることなく、身体全体で骨折部をカバーした寝かたや起き方の工夫で回復期を乗り切ってこられました。

　Kさんの場合（**29ページ事例②**）、身体を酷使しながらの生活はMさんと同様です。しかし、腰椎の変形や骨折はまったくありません。テニスなどスポーツに親しんできたこともあって、姿勢の崩れはありません。
　しかし、仕立て屋さんの仕事がら右肩が極端に下がっており、左肩でやや重い荷物を担いだのが、腰痛再発の原因になりました。また、年齢的なこともあって、腰を支える筋肉の疲れが取れにくくなっていたことも、今回の腰痛再発の要因の1つになったのかもしれません。
　さらには、秋に入っての寒さの影響もあって腰を支える筋の疲労回復が遅れたのも、こたえたはずです。いろいろな要因が絡んでいますが、今回は左肩でブラブラする荷物を担いだことが、腰痛を再発させた大きな原因だったようです。左肩で荷物を担ぐのをやめてもらったら、腰痛は改善していきました。

　Mさん、Kさんそれぞれ、腰痛の経過や様相は異なります。しかし、自身が抱える腰痛の正体に見当がつけば、大丈夫。発症に至る経過の中から原因をさぐり当て、なんとかやっていけます。あなたが抱える腰痛は、Mさんや

展示1-17　腰の痛みの発生元はいろいろある

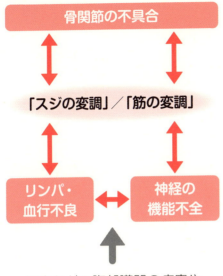

腰部は、腰の骨（腰椎と骨盤）と骨の接合部の関節、腰椎などの関節をまたぐように走行する筋肉やいくつもの筋肉の協同で腰の構えが形成されています。

腰背筋膜や殿筋膜などの厚い筋膜が腰の骨を覆うように広がっており、これらの筋膜のねじれやひきつれが筋痛の原因になっています。また、腰の筋のねじれやひきつれは、筋膜に分布する脊髄神経を刺激して痛みが発生します。

足腰に血流が不足したり、冷えるとひきつれだけでなく「吊る」という状態で筋肉痛が起こります。逆に、筋肉のこわばりやねじれが、血行やリンパの流れを阻害するケースもあります。

腰の筋肉は運動神経の枝で制御され、血管の運動は自律神経によってコントロールされています。

第1展示室　腰痛とは、腰痛症とは、そもそも腰とは？

【腰痛の事例②】

3年ぶりの腰痛の再発

Kさん（77歳　男性　仕立て業・家事）

● 10年前、「慢性の腰痛」と「右肩痛」で来院された方です。小柄だがガッシリと引き締まった体つき。「テニスが趣味で、どうも疲れがたまると、腰痛を起こすみたい」「右肩はテニスコートで転倒して強く打ってから具合がよくない。ここのところサーブする際に痛む」とのこと。

● 今回は「腰痛がまた出てきた」と訴えて来院。「立っている時間が長くて昨日から痛みがひどくなって、顔を洗うのも大変」「家人が手をケガして自分が家事全般をこなしている」「テニスのほか、歌の発表会の練習で立っている時間が長かったせいもある」とのこと。臨床記録を持ち出して拾い読みすると、レントゲン検査ではとくに異常なし。これまでの腰痛のほとんどが左側の腰殿部に集中していました。今回は前かがみと立ち上がるとき腰全体が痛むと

31ページに続く→

Kさんとは違ったものでしょうが、展示会場を巡る中で、あなたにふさわしい対処のしかたを見出してください。

7 腰痛は「直立2足歩行」の人類の宿命!?

　腰痛がなかなか治らない著名人が嘆いて言ったのか、人類学者の発言か、このことばから、腰痛と**「直立2足歩行」**との関係について、2つの事柄を読み取ることができます。
①「直立2足歩行」を生活様態とする人類では、体幹下方に位置する「腰」への負担は四つ足動物やサルに比して格段に大きくなる。
②腰を支えるしくみが、その負担に対応できないときに腰痛が発生する。また、腰にかかる負担が日常的に続くと、腰痛は慢性化し、しばしば再発することになる。

　ここで、腰にかかる負担を支える「腰のしくみ」が問題になります。人類学者は、体幹を中心で支える背骨（脊柱）の形状**「S字弯曲」**と腰痛の関連を指摘します。しかし、私の長年の臨床経験では、腰痛とS字弯曲の形成とに直接の関連は少ない。逆に「腰前弯」(**展示1-18**)が大きいところに強い負荷がかかって腰の支えが破綻する。これが「椎間板ヘルニア」や「腰椎分離症」の発生機序（メカニズム）です。「脊柱や腰椎の支持力」を増強し、腰痛を慢性化させないためには、腰の骨を周りから支える筋・筋膜にも注目すべきです。
　本書では、腰の骨とこれを周りから支える筋・筋膜が一体となってつくり出す「腰を支えるしくみ（機構）の支持力」に注目し、腰痛症から抜け出す途をさぐっていきます。

> **腰痛の事例②（続き）**
>
> いいます。治療後、腰全体は楽になったということですが、左殿部のヒキツレ痛は残りました。
>
> ●2日後、「左の腰殿部の痛みがまだつらい」と訴えて来院。「歩行時ガクッと来そうだ」とも訴えます。どうも単なる筋疲労ではないようです。診察して、新たに2つのことに気づきました。
> ①右肩下がりの体形で右にバッグが掛けられず、左肩に重い楽譜などを担いで歩いていた。右肩がさらに下がった姿勢で歩いていたことになる。
> ②秋に入って急に冷え込む日が続いている。
>
> この2つの原因に対応した処置をすることで、今回の腰痛は治りました。

展示1-18　脊柱弯曲の発生

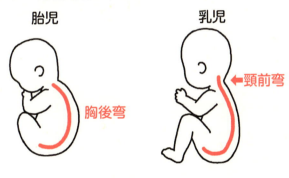
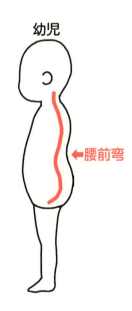

　展示室1-9（19ページ）で紹介したように、腰を支えるしくみ（機構）は小学校高学年ぐらいになって完成します。また、その後の体格の成長と手足・体幹の使い方によって、その人固有の骨格体形が形成されていきます。成人に至る身体の成長期には、「その人の腰の構え」も定まります。S字弯曲を含む脊柱の形は、「直立2足歩行」がはじまる幼児期に定まります。しかし、脊柱の支持力は児童期以降の身体の成長にともなって発達していきます。腰痛症もこの期に始まります。

展示1-19に、腰痛症の背景にある事態を端的に表す模式図を提示しました。

- 「姿勢の歪み」や「腰の構えの崩れ」が進むと腰を支える力が低下し「動作時、腰にかかる負担が増大する」。
- 腰にかかる負荷がそれほど大きくないときでも、「腰を支えるしくみへの負担は日常化」して、「歪み」や「崩れ」は回復できず慢性化していく。

この悪循環をどこかで断ち切ることができれば、あなたの腰の痛みは"宿命"とは言えなくなります。

8 腰痛の再発を防止する鍵は、"腰を支える力(支持力)"にある

腰には、「かかってくる負担を支えるしくみ」が備わっています。ところが、「姿勢の歪み」や「腰の構えの崩れ」が進むと、腰を支える力（支持力）は低下します。そこへ負担がかかると、腰は支え切れずに腰痛が発生します。これが腰痛再発の成り立ちです。その鍵となる腰の支持力は「3つの強さ」に分けて評価することができます。自分の場合、いずれに対処すればよいか見当をつけておきましょう。

●腰を支持する「3つの強さ」

①瞬間的にかかってくる負荷を支える強さ

腰に負荷がかかるとき、瞬時に支えることができないと、いわゆる「ギックリ腰」になります。腰痛症では、同様の腰痛症状がくり返されるのですから、支える強さに日ごろから問題があることが予測できます。

- **アドバイス**➡再発時を思い起こして、動作時の姿勢、腰の構えで、どこに負担が大きかったか、見当をつけてみましょう。

展示1-19 腰痛慢性化の背景にある悪循環

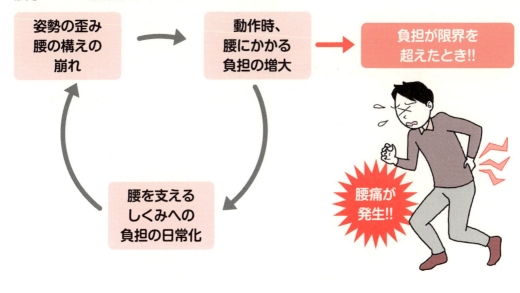

展示1-20 腰痛再発の背景を、腰の支持力から考える

あなたの場合は？

腰の支持力の破綻	典型的な症例
①瞬間的にかかる負荷を支え切れない	ちょっと重いものを持ち上げようとしたときにギクッときた。
②常時、腰にかかる負担を支え切れない	・長時間立っていたら重苦しくなってきた ・朝からおかしかったが椅子から立ち上がれない
③手足・体幹の動作に柔軟に対応できない	体操をしようと身体をひねったら、腰の横のほうに痛みが走って歩けなくなった。

第1展示室　腰痛とは、腰痛症とは、そもそも腰とは？

②持続的にかかってくる負担を支える強さ

　立位であれ、座位であれ、同じ姿勢を続けるときにつらくなるのは、上体を支える持久力の低下が背景にあります。

●**アドバイス**➡立つ姿勢、座る姿勢に問題はないか、発生時にとる姿勢で、どこに問題がありそうかの見当がつけられます。逆にどんな姿勢で休むのが楽かも確認しておきます。

③手足・体幹の動きに柔軟に対応できる強さ

　腰は手足・体幹の動きを受けて立っています。腰には、強度とともにある種のしなやかさ（柔軟性）があったほうが有利です。腰を支える筋が、例えば、朝、顔を洗おうとしたらピキッときたというケースは、その典型です。

●**アドバイス**➡朝になっても背中の筋（脊柱起立筋や広背筋）のこわばりが解消せず、前屈みで顔を洗う動きについていけなかったのです。

　中高齢者が寝込んで、病み上がりに動きだして腰痛を起こすケースがあります。この場合、支持力の強さがすべて低下しているのかもしれません。それでも、支持力を回復する方策はあります。これからその途すじを「第2展示室」でお伝えしていきます。

9　自身の腰の痛みのこれまでと現状を"自問自答"して確かめる

あなたの腰の痛みの正体は、少しはっきりしてきましたか？

　これから、あなたの腰痛の正体をさらに明らかにし、それにふさわしい対処の方法をさぐる順路に出ます。ここで、自身の腰の痛みについて把握しておきましょう。次に「自問カード」「チェックカード」を用意しました。

展示1-21　原因は腰の骨か筋・筋膜か？

　発症時、自然にとる体勢に注目すれば、腰椎が支えられないのか（下図①）、筋・筋膜が引き起こす腰痛（下図②）か区別できます。

①腰の骨から来る腰痛

　腰の骨の左側を傷めれば、上体を右前方に傾け、腰の骨・関節の左側に体重が載らないようにして、痛みを回避する姿勢をとる。

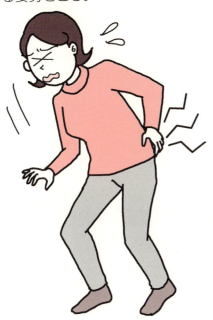

②筋・筋膜から来る腰痛

　左側の筋・筋膜が引っ張られて発痛するのを阻止するために、手を当ててサポートしている。上体は左に傾けることが多い。

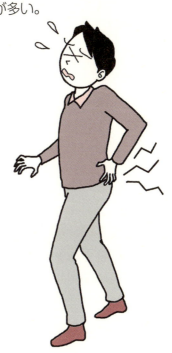

第1展示室　腰痛とは、腰痛症とは、そもそも腰とは？

腰の痛みの自問カード

腰の痛みについて

- **腰はどのあたりが痛いか？**
  （できるだけ具体的に。背中や下肢にも痛みがあれば、これもチェックしておきます）

- **どんなときに痛むか？**
  （どんな動作時に痛むか、じっとしていても痛むか。いつの時間帯や季節がとくに痛むか？）

- **どんなふうに痛むか？**
  （「キリキリ」「ズキッと」「脚に向かって」「腰の奥のほうで」「腰全体がだるい」「力が入らない」など）

- **その他の身体のトラブルは？** （腰痛に関連がありそうなら書き出します）

腰痛のこれまでの経過について

- **いつごろ発症したか？** （発症したときの状況は？）

- **病院などで受けた検査や診断は？**
  （これまでの処置や処方された薬など、覚えていれば書き出します）

- **いままでに受けた腰痛の治療と、その経過を印象の範囲で書き出す**

腰の痛みはどんな姿勢や動作で起きるかのチェックカード

動作時の姿勢	動作のいろいろ	じっとしていると痛い	クシャミや咳でも痛い	重いものを持ち腹圧がかかると痛い	歩行などの動作で痛い
立位での発症	自然体で				
	前屈みで				
	反ったとき				
	ひねったとき				
座位での発症	正座位で				
	椅座位で				
	あぐら座りで				
	長座位で				
	横座りで				

起き上がる動作で腰にくる

①〜④のどの動きが痛みますか？

① 寝返り

② 片ひじ立てからの上体起こし

③ 椅子からの立ち上がり

④ 片ひざ立ちからの立ち上がり

第1展示室　腰痛とは、腰痛症とは、そもそも腰とは？

チェックカードの活用法

●現状を記録して、これからに備える

　腰の症状は、以前と今では、同じ状態とは限りません。発症時や再発時と様相が異なっているものですが記入しておきます(36ページの「自問カード」)。"どんな時""どの姿勢で""どこがつらい"のか具体的に記しておく(37ページの「チェックカード」)ことが、どんな対応をすればよいかの手がかりになります。そして、対応処置や養生法実施後の経過を把握するうえでの台帳にもなります。下記に、Mさん(27ページ・事例①)の〈2度目の骨折後まだ回復がはかどらなかった時〉→〈フルタイムの勤務に戻られた時〉の例を挙げてみます。

　(**++**)…その動作、姿勢を保つのがつらい
　(**+**)…動作の反復や姿勢が長くなるとつらい
　(**±**)…たまにつらいことがある
　(**−**)…ほとんど気にならない

腰の痛みはどんな姿勢や動作で起きるかのチェックカード

動作時の姿勢	動作のいろいろ	じっとしていると痛い	クシャミや咳でも痛い	重いものを持ち腹圧がかかると痛い	歩行などの動作で痛い
立位での発症	自然体で	(++)→(+)	(+)→(−)	(+)→(−)	(+)→(−)
	前屈みで	(++)	朝だけ(±)		朝だけ(±)
	反ったとき	(++)→(±)	(++)→(−)	(+)→(−)	(+)→(−)
	ひねったとき	(++)			
座位での発症	正座位で	(+)→(−)	(+)→(−)	(+)→(−)	(+)→(−)
	椅座位で	(++)→(+)			
	あぐら座りで				
	長座位で	元々やらない			
	横座りで				

※わかる範囲で記号や文字で自覚している現状を記入しましょう。◎○△×でもよいでしょう。

第2展示室

腰を支えるしくみに注目して、対処の途(みち)すじをさぐる

〜　いろいろある腰痛。あなたの場合は？　〜

・朝起きて、動きはじめがつらい
・前屈みになると痛むが、立ったり座ったりはできる
・起きようとするとき腰が痛むが、起きてしまえばなんとか大丈夫
・動いているうちはいいが、じっと座っていたり長時間の立位がつらい
・身体を反らした姿勢や身体を捻ったとき、腰が痛い
・仰向けに寝ると、しばらく腰がつらい

1 どんなとき、腰痛は起こる？

●ヒトは腰を立てて生活している

　起き上がり、腰を立てて背すじが伸びると、頭部を上にいただく安定した姿勢になれます。この姿勢から、腰を起点に手足を大きく動かすことができます。腰が立てられれば、少々痛くても動くことができます。

　サルも、ヒト同様、2本の脚で立位をとることはありますが、ヒトのように長い時間は立つことができません（展示2-1）。サルには、立てた腰を支えるしくみがなく、骨盤を支えるお尻の筋肉（殿筋群）も発達していません。私たちは、手先を細かく使うときには、座って腰を安定させます。最初に椅子を前に引き、腰を立て直してからはじめます。また小学生が駆けている姿を見ると、腰が中心になって手足が動くのがはっきりしてきます。

　ヒトの腰は、子どもが成長していく過程で、「直立2足歩行」という運動能力の発達にともなって姿を現し、腰の働きが出来上がっていくにつれて、形成される部分です。したがって、幼児期には、「腰の辺りが痛い」ということはあっても、「腰痛」といえる症状はありません。

●姿勢を変えるときに発生する腰痛が多い

　立っていても、座っていても上体の重量は腰にかかってきます。その重みが腰の骨（腰椎と骨盤）に載っていれば、姿勢を保つための力はほとんど要りません。しかし、姿勢を変えるときには、腰への負担は大きくなります。例えば、床や椅子から立ち上がる際に起こる腰痛を考えてみます。

　座った姿勢から立ち上がる動作には、いくつかのプロセスがあります（展示2-2）。まず、上体を起こしながら、膝から腰と順に伸ばすという動きが重なります。そして、最後に骨盤を立て、腰を伸ばします。このプロセスで

展示2-1　ヒトの直立姿勢とチンパンジーの立位

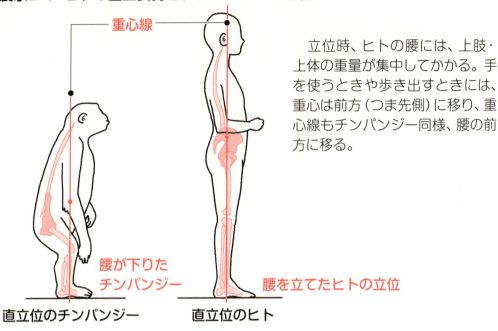

立位時、ヒトの腰には、上肢・上体の重量が集中してかかる。手を使うときや歩き出すときには、重心は前方（つま先側）に移り、重心線もチンパンジー同様、腰の前方に移る。

展示2-2　立ち上がるとき起こる腰痛は、どの姿勢に移るときに？

立ち上がる動作は、椅子からであれ、床からであれ、〈重心を腰から、足底に移す〉動作があります。次には、〈両膝を伸ばしながら、腰を上げる〉動きが重なります。そして最後に〈腰を伸ばして、しっかり立つ〉となります。

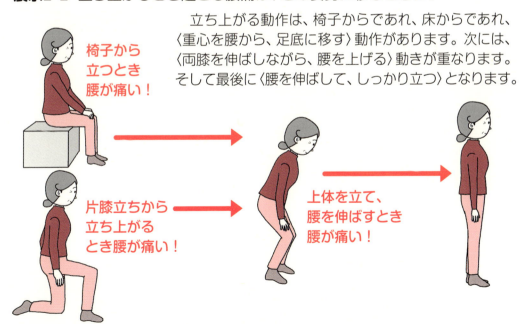

第2展示室　腰を支えるしくみに注目して、対処の途すじをさぐる

腰痛が起こることも多いようです。ここで、姿勢を変えるときに起こる腰痛は、腰を支える筋・筋膜に因(よ)ることがわかります。

●動作時、腰を支えることができなくなって起こる腰痛も多い

　手足を使って動作するとき、体幹の下方を支える腰には負担が集中します。体幹を曲げたり、反らしたり、あるいは左右に倒したり、捻ったり……。腰はそのつど"構え"を変えながら、体幹にかかってくる負荷を受け止めます。しかし、支えられないとき、腰痛が発生します。例えば、前屈み作業の場合はどうでしょう（展示2-3-1・2）。

▶長時間の洗い物作業などで腰に来る場合、作業中の上体の動きを支える背腰部の筋には負担がかかり、その作業に慣れた人でも長時間同じ姿勢を続けるうちに腰に来ます。

▶草むしりなどの深く腰を屈めての作業では、腰殿部の柔軟な対応が求められます。脚腰(あしこし)の柔軟な動きができない年配者では、腰殿部に腰痛が起こります。立ち上がって腰を伸ばそうとすると痛い場合もあります。

●腰痛局所への対応だけでは、治(おさ)まり切れない腰痛がある

　「動きはじめ、歩きはじめに腰がつらい」というケースがあります。痛みは、腰痛の筋の「こわばり」「ひきつれ」に発し、動いているうちに痛みは軽くなります。一方、「動きはじめはよいが、歩いているうちに腰がつらくなってくる」というケースもあります。いずれの場合も痛みは腰殿部の筋にあるので、マッサージをしたり、温めて筋の血行を促したりして症状の緩和を図ります。しかし、治り切らずに慢性化するケースは多いようです。治り切らない腰痛には、別のアプローチが求められます。

展示2-3-1 床から物を拾う幼児

12カ月：転ぶことなくおもちゃを拾うためにしゃがみ、再び立ち上がる

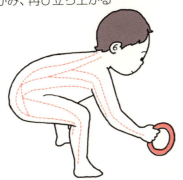

腰部の柔軟性は極めて大きいものの、腰で姿勢を保つ働きは、これから少しずつ身に付けていきます。幼児の腰部は、手(腕)、足(脚)をつないでいるだけです。腰痛も起こりません。

展示2-3-2 高齢者が床から物を拾う

腰殿部が曲がらないため、背中を丸め、足元まで物に近づいて手を伸ばす

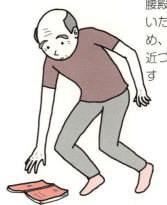

前屈みから、物を拾い上げる動作は、背腰部の筋、筋膜の伸縮を要するので、腰痛を起こすことの多い動作のひとつです。中年を過ぎると体幹から柔軟性が失われ、これを下方で支える腰への負担が大きくなります。

展示2-4 あなたの腰が負担に耐えられないのは、どんなとき？

(イ) 腰は、上体の重さを支えながら、手を使う
　→右手を伸ばして下の物を拾おうとしたら、左腰にピキッときた

(ロ) 腰には下肢からの衝撃や動きを受けて立つしくみがある
　→脚立から落ちて尻もちをついたら腰椎を圧迫骨折してしまった
　→凹凸道を長時間、車に揺られていたら、腰に来て降りるときにつらかった

(ハ) 腰は、手足・体幹の動きの起点として、動作の要(かなめ)を担う
　→竹ほうきで枯れ葉を掃いていたら、途中でつらくなった

(ニ) 腰は、"構えを変えて" 上肢・上体の動きに対応している
　→上の棚に手を伸ばして、品物を下ろそうとしたらギクッときた

> 腰は(イ)と(ロ)の働きによって、脊柱と体幹の直立を保つことができます。同時に腰は、手足・体幹動作の要を担って機能しています(ハ)。また、身体の動きを支えながら、受けて立っています(ニ)。

第2展示室　腰を支えるしくみに注目して、対処の途すじをさぐる

●視点を、腰痛局所から"腰を支えるしくみ（機構）"へと拡げる

　腰痛は、急性期も慢性化した場合も、症状のある腰部の骨・関節や筋腱を中心に診療されてきました。しかし、第1展示室で紹介したように、腰は、幼児期に姿を現し、**上肢や下肢の働きとつながって発達してくる運動器官**です。「腰を支えるしくみ」は、成長するにともない、体幹を支えるだけでなく手足の動作の要(かなめ)の役割を果たすようになります。この展示室では「腰を支えるしくみ」に焦点を合わせて、対処の途すじをさぐっていきます。

2 ヒトの腰は、体幹を支える3つのしくみを備えている

　手足の動作にともなって体幹が動くとき、腰には大きな負担がかかります。腰には、かかってくる負担を支えられるようなしくみがあります。また動作時には、前方から「腹部ボール」が腹圧をかけてこれを補強します。この腹部が3つ目のしくみです。3つのしくみが一体となれば、腰には強い支持力が生まれます**（展示2-6）**。

・体幹や骨盤を後背側(こうはい)の筋群が引っ張って支える。→**しくみ（A）**
・腰椎や骨盤を腸腰筋(腸骨筋と大腰筋)が内側で支える。→**しくみ（B）**
　しくみ（A）としくみ（B）とが、後背側と内側から協同して体幹と骨盤の直立を支えています。そして、**しくみ（A）（B）ですべての腰痛が発症します。**

・腰の骨の前方には、腹腔をすっぽり包む筋・筋膜の袋「腹部ボール」があります。「腹部ボール」は前方から腰を支え、体幹にかかってくる負担に、腰と一体となって対応しています。→**しくみ（C）**

展示2-5　出初め式の「梯子乗り」と体幹の直立

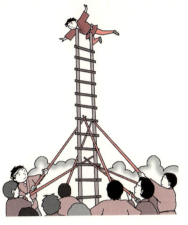

梯子を「体幹」、その上で所作を披露する人を「頭部」に見立てると、梯子の根元が「腰」に相当します。また、梯子の直立を保つ綱は四方八方に引かれますが、これは体幹の前後左右を走行する筋・筋膜にあたります。

展示2-6　脊柱と腰の骨（腰椎と骨盤）は「支えるしくみ(A)(B)＋(C)」によって、その直立が保持されている

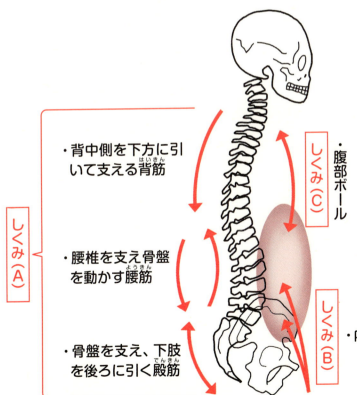

脊柱・骨盤の直立は、後背側の「しくみ(A)」の筋群と内側で「支えるしくみ(B)」の筋、腸腰筋が拮抗することで保たれています。さらに、前方から「しくみ(C)」の腹部ボールが補強することで、腰を支える力は大きなものとなります。

- 背中側を下方に引いて支える背筋
- 腰椎を支え骨盤を動かす腰筋
- 骨盤を支え、下肢を後ろに引く殿筋
- 内側で腰を支える腸腰筋
- 腹部ボール

しくみ(A)
しくみ(B)
しくみ(C)

第2展示室　腰を支えるしくみに注目して、対処の途すじをさぐる

3 腰痛のほとんどが「後背側で支えるしくみ」で発生する

●痛みが、どの筋に因るものか見当をつける

　ほとんどの腰痛は、腰殿部をおおう筋で起こっています（**展示2-7**）。痛むときの姿勢や動作によって痛み方が増減する場合も多いでしょう。姿勢によって、"引き伸ばされながら、緊張する筋"には負担が大きくかかります。それを手がかりにして、見当をつけます。

<u>※一般に筋は、**引き伸ばされながら、力が入るとき負担が大きく、痛みを生じやすい**。腰痛を引き起こす筋には、こわばり、ひきつれが見られる。</u>

・例えば、「ズボンをはくとき、腰を屈（かが）めると痛みが走る」、「手を伸ばして下の物を拾おうとして腰が伸びるとき、痛みが走る」、こうしたとき腰を後背側で支える筋のうち、特に伸びながら緊縮する筋が痛み、弛（たる）ませると楽になります。

<u>※一般に、同じ姿勢での作業が長く続くと、その姿勢を支えるどこかの筋がこわばる。前屈み作業では、**後背側の筋と殿筋（展示2-8）がこわばりやすい**。</u>

　立ち仕事でも、座業でも、前屈み姿勢は、体幹を後背側に引いて支持する**腰腸肋筋や殿部の筋・筋膜**に大きな負担をかけ、長時間になると疲弊して腰痛が出ることになります。

・痛みが仙骨部に集中しているケースもあります。この場合、背骨のかたわらを走行する**最長筋**の「こわばり」「ひきつれ」があって前屈み姿勢をとると痛みは増大し、反らすと落ち着くことで確認できます。最長筋は、そ

展示2-7 体幹を、後背側から支える「しくみ（A）」

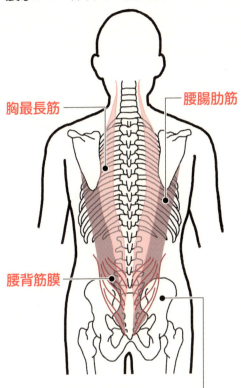

腰の痛みのほとんどは、
後背部の腰殿部で感知している
・胸最長筋（きょうさいちょうきん）
・腰腸肋筋（ようちょうろくきん）
・広背筋（展示2-10参照）
広背筋はこの図には書き入れてはいないが、この筋がこわばると付着している仙骨部で腰痛を起こすことがある。

- **胸最長筋（きょうさいちょうきん）** 胸最長筋は上方で腰腸肋筋と連結して働く。腰背筋膜で連結する
- **腰腸肋筋（ようちょうろくきん）** 腰の骨の後側を起点に頸の付け根まで走行して脊柱を反らす筋。前屈時、腰仙部で発症する
- **殿筋群（でんきんぐん）** 殿筋は股関節を固定し、骨盤の位置、腰の構えを決める筋群。同じ姿勢や「腰の構えの崩れ」で発症する
- **広背筋（こうはいきん）** 広く背中をおおう筋。腕の付け根から外側の筋センイが付着する仙骨部で腰痛を起こす

ここを埋める殿筋群が股関節を動かし、また深層の筋は骨盤を支える

第2展示室 腰を支えるしくみに注目して、対処の途すじをさぐる

展示2-8 股関節と骨盤を後背側で支える殿筋群は浅層から深層まで筋膜が包む

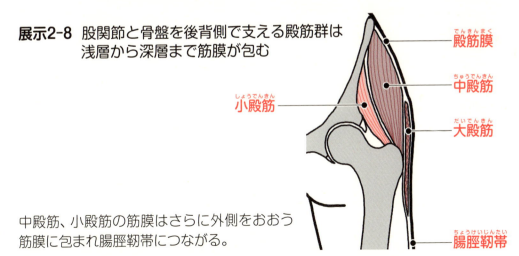

中殿筋、小殿筋の筋膜はさらに外側をおおう筋膜に包まれ腸脛靭帯につながる。

47

の外側を走行する腰腸肋筋とともに**腰背筋膜**となって仙骨部に付着し、ここで痛みを感じます。同じく仙骨に付着する**広背筋（展示2-9）**が「こわばり」「ひきつれ」を起こすと、痛みは仙骨部に出ます。広背筋は、腰背筋膜を起点に腕の付け根へと走行する筋の連なり（スジ）です。前の荷物を横へ移そうとして、仙骨部に痛みが出るようなら「広背筋」の外側にこわばりがあるはずです。

☞ 腰痛部から腕の付け根にかけてのこわばりを捉えて手技します。
　（手技の手順、やり方は80ページのコラム「手技の要領（腰を支えるしくみAの場合）」を参照ください）
・腰背筋膜に包まれた筋は、仙骨などの腰の骨に付着しています。筋がこわばったり、ひきつれたりしていると、付着する仙骨が痛いと感じてしまいます。筋のこわばりを捉えて緩めれば"仙骨の痛み"は解消します。
☞ 腰部では、筋肉は浅い層から腰の骨に近い深層の筋まで重なっています。深層の筋は、姿勢や腰の構えを保つ働きをしています。その深層の筋のこわばりを捉えて筋を緩めることが、腰痛を治めることになります。
☞ 手指で疼痛部周辺に走行する筋のこわばりを捉えたら、深部（骨の近く）へ指先を沈め、しばらく押圧したり揉んだりすれば緩みます。
☞ 同じことが、自分の体重を利用すれば手軽に行えます（**展示2-19で詳細**）。
　①仰向けに寝て、背中のこわばりや腰椎両側にゴルフボールなどを置いて自分の体重をかけて押圧します。
　②殿部の深層の筋の押圧には、ゴルフボールより大きなテニスボールを置いて体重をかけるとよいでしょう。
　③押圧の強さは、下に敷く物の柔らかさで加減するとよいでしょう。

展示2-9 広背筋の仙骨と腸骨から
　　　　　起こる筋センイに注目

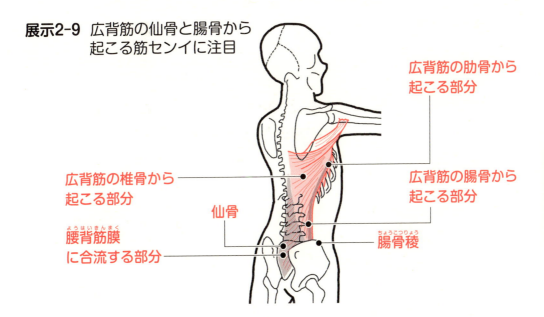

- 広背筋の肋骨から起こる部分
- 広背筋の椎骨から起こる部分
- 広背筋の腸骨から起こる部分
- 仙骨
- 腰背筋膜（ようはいきんまく）に合流する部分
- 腸骨稜（ちょうこつりょう）

展示2-10 前屈時、後背側を支えるしくみのどこに負担が大きい?
　　　　　どの体勢で腰痛が始まるか、順にチェックしてみる

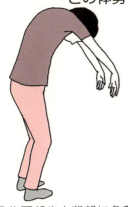 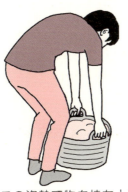 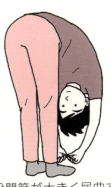

①後頚部や上背部に負荷がかかっています。この姿勢で仙骨部に痛みが出ることがあります。胸最長筋に因（よ）る痛みです。
(注目点) 腰を構えずに前屈するときに腰痛が発生するケースが少なくありません。ここでは、図を展示していません。次の[第3展示室]で詳しく紹介します。

②この姿勢で物を持ち上げるとき、背腰部にもっとも負担が大きく腰痛も多く発生します。加齢によって腰の柔軟性が低下すると、重い物を持たないときでも腰痛を起こしやすい姿勢です。
(注目点) 腰を落として腰の構えをつくり、腹圧もかけやすくすれば、腰痛は回避できます。

③股関節が大きく屈曲するとき、殿筋に負担がかかっています。
(注目点) 筋肉は引き伸ばされながら力が入るとき痛みが出やすい。

第2展示室　腰を支えるしくみに注目して、対処の途すじをさぐる

- ●「腰にかかってくる負担」を「腰を支えるしくみ」が
　支えられないときに腰痛が起こる

　体幹を後背筋で支えるしくみが前屈時、どういう体勢をとると腰痛を発生するか、一覧できる展示を掲げてあります（**展示2-10**）。あなたの腰と照らし合わせてチェックしてみるとよいでしょう。では、次に進みます。

4 「腰の骨を内側で支えるしくみ」で発生する痛みは慢性化しやすい

- ●腸腰筋（大腰筋と腸骨筋）が基軸となって、
　腰の骨（腰椎と骨盤）は内側から支えられている

・腸腰筋(ちょうようきん)は、骨盤内側を通って〈下肢（大腿骨）の上内側〉を起点に、〈骨盤の内側に付着する腸骨筋〉と、骨盤内側を通って〈全腰椎の左右に付着する大腸筋〉という2つの筋の総称です。腰の骨を内側から前下方（下肢内側方向）に引いて支えています。この引っ張る力が、後背方から支える筋群に拮抗することによって、腰の骨は、動作時の安定を保つことができるのです（**展示2-12**）。

・腸腰筋はまた、脚を大きく振り出したり、インサイドでボールを蹴ったりする際の主動作筋です。この筋を傷めて、力が入りづらいときは、このような動作ができません。歩行も"そろそろ歩き"になります。また、この筋に因(よ)る腰痛は、足を後外方(こうがいほう)に押し出すアウトサイドのキックやヒールキックのときも発生します。

展示2-11 背腰部の筋の連なりを「4本のスジ」で捉える

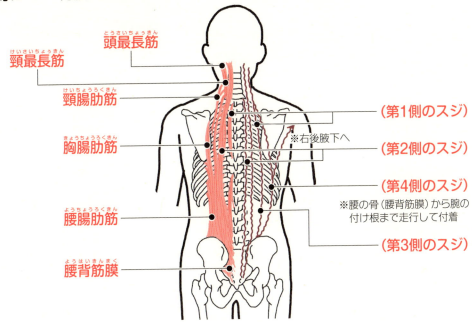

展示2-12 腰を内側で支える腸腰筋（大腰筋と腸骨筋）

●大腰筋には3つの働きがある
・腰椎を前下方に引いて腰を立てる
・歩行時、下肢を前内方に振り出す起点になる
・大腰筋は腰椎に付着するところで後背側の筋とも連結し連動する

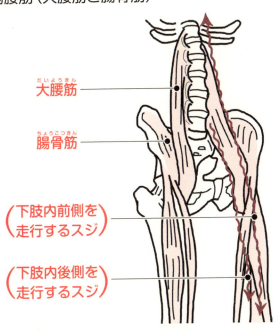

第2展示室　腰を支えるしくみに注目して、対処の途すじをさぐる

●腸腰筋は、下肢の動きの起点を担う。同時に、腰の骨を内側で支えるしくみの基軸となっている

　"内側で支えるしくみで起こる腰痛"は、腸腰筋（腸骨筋と大腰筋）を中心に理解を進めれば、対処の仕方が見えてきます。

・全腰椎の左右に付着する大腰筋はまた、筋膜で腹腔後壁（ふくくうこうへき）の筋群のみならず、最長筋や腰腸肋筋といった後背側で支えるしくみとも連結があります。そこで、大腰筋がこわばっていたり、傷めているとき、クシャミや強い咳をすると、筋膜のネット伝いに腰全体に広がる痛みになります。

・大腰筋が腰椎に付着するあたり（椎間孔付近）は、腰の神経の出入り口になっています（**展示2-13-1**）。ここに炎症や浮腫（むくみ）が起こり腰痛が発生すると、筋痛と同時に、腰神経が刺激されて、**下肢の外側（大腿部）の痛みや坐骨神経痛**を引き起こします。場合によっては、大腿部や膝から下の症状のほうが、腰痛より強いことも少なくありません。

●腰を支えるしくみを安静姿勢に置いて、痛みを鎮静させる

　腰痛や坐骨神経痛（ざこつしんけいつう）で下肢への痛みが強い場合、起きているのがつらくて横になりたくなります。また、横になるにしても、どういう臥位（がい）をとればよいか、**腰の内側で支えるしくみ（B）**（45ページ参照）に発する腰痛か、あるいは腰殿部の筋のこわばりに因る痛みか見当がついていれば、判断できます。いくつかの工夫や注意事項を紹介しておきましょう。

☞椎間孔付近で**腰神経が刺激されないようにする**には、腰椎を後弯（こうわん）させ**椎間を開くような姿位（しい）**をとることがポイントです。

・実際、下肢への痛みをともなう腰痛が強い場合、起きているのもつらくな

展示2-13-1　腰椎間の横断面図（腰神経の前枝・後枝）

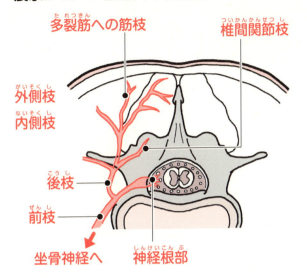

腰髄神経は、椎間孔を出たところで前枝と後枝に分かれる。後背側に回り込む神経（後枝）は、腰殿部の筋の痛みを感知し、大腰筋や下肢の坐骨神経伝いの痛みは、前側に走行する前枝に因っている。前枝は末梢のほうで坐骨神経に合流する。

第2展示室　腰を支えるしくみに注目して、対処の途すじをさぐる

展示2-13-2　腰の内側を通る腰髄神経

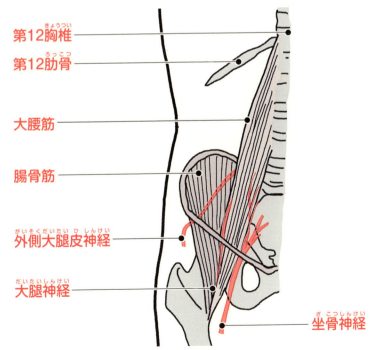

※腰仙部から出た神経が殿筋の深層で合流して坐骨神経になる

って、横になり**エビのように背を丸くする体勢**になります（**展示2-17**）。
・仰向けになる場合には、**両膝を立てた姿勢**をとりたくなります。これは、腰の骨を支えている腰殿部の筋をリラックスさせ、同時に腰椎の前方を走行する大腰筋を弛（たる）ませて、椎間孔付近を安静に保つ姿勢です。膝の下にクッションを当ててしばらくこの姿勢を続けるとよいでしょう（**展示2-14-1**）。ただし、柔らかなベッドでは腰部・腰椎は緩（ゆる）みません。少し硬目のベッドのほうがよいでしょう。

☞ 同じ姿勢を図る仰向けでも、「**寝（ね）ごし**」といわれる腰痛症状の場合には、**腰椎の後弯を抑えるための「腰枕」**を用います。寝ごしは仰向けに寝たとき起きる腰痛です、仰向けになると腹部の重みで腰椎は後弯方向に引き伸ばされます。その際、背腰部のこわばった腰筋が引き伸ばされます。これを薄めの腰枕が阻止することで痛みが出ません（**展示2-14-2**）。

腸腰筋や腰殿部の筋を緩め、坐骨神経痛などの下肢の痛みも和らげる「**うつ伏せ寝**」の姿勢が利用できます。

☞ 「うつ伏せ寝」は、クッションの当て方を工夫すれば、腰を支えるしくみ全体のリラックスを図ることができます。背腰部、腰殿部の筋群の緊張を和らげ、内側で支えるしくみ（**B**）（45ページ参照）も安静位に置くことができます。

・うつ伏せは、頸（くび）のところに苦痛が出ないようにできれば、脊柱全体を緩めるのに都合のよい姿勢です。大きめの座布団を、胸から下腹部まで当てて休むとよいでしょう。立位での腰が反った姿勢の人には、**背腰部と腰殿部で支えるしくみ（A）**（45ページ参照）のリラックスが図れます。

・下腹部だけにクッションを当て、足首にも足枕を当てるようにすると**内側**

展示2-14-1　仰向けで両膝を立てて、腰痛を緩和する

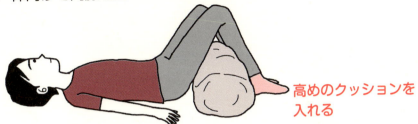

高めのクッションを入れる

　脚を伸ばしたままだと、"腰椎の前弯と骨盤の前傾"が続き、腸腰筋の緊縮は緩みません。両膝を曲げると筋が緩み、痛みは和らぎます。膝の下にクッションを当てて休むとよいでしょう。

展示2-14-2　腰枕をウエスト辺りにあてがう

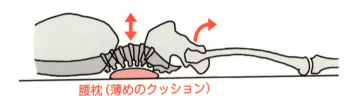

腰枕（薄めのクッション）

　起きているときの"腰椎の前弯と骨盤の前傾"が、仰向けになると腹部の重みで、腰椎が伸展し、ウエスト部の筋が引き伸ばされます。このとき腰椎の両側の筋にこわばりがあれば腰が痛みます。これが俗に「寝ごし」と呼ばれます。

展示2-15　「うつ伏せ寝」で下腹と足首にクッションを当てる

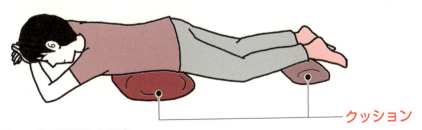

クッション

●この体勢で、腹部呼吸を行う

　全身がリラックスした体勢で、深く呼吸すると腰全体が少し持ち上がります。ここで数秒間、息を止めてから、ゆっくり息を吐いていきます。この深呼吸を少し汗ばむまでくり返すことで、腹部の血流が促進されます。腰痛の再発を防止する効果があります。

で支えるしくみ（B）の安静位になります（**展示2-15**）。大腰筋と腰殿部が緩み、坐骨神経の痛みも和らげる姿勢になります。少し腰痛が落ち着いてきたら**腹部の深呼吸**を行います。「深い吸息」→「数秒間の止息」→「ゆっくりした呼息」をくり返すことで、腰の積極的な休養法になります。

・殿部の筋の深層に梨状筋（りじょうきん）と呼ばれる筋（**展示2-16**）があり、この間隙を坐骨神経が大腿（太もも）の後側へと走行しています。梨状筋がひきつれたとき、神経を絞めつけ、その影響で坐骨神経痛が起こり、「梨状筋症候群」と呼ばれています。この場合、梨状筋を緩めるポーズ（うつ伏せになって痛む側＝患側の膝を引き上げるようにする体位）をとれば、梨状筋が緩み坐骨神経は治まります。腰痛がなくて、坐骨神経痛だけであるケースでは、まず試してください。

●内側で支えるしくみ（B）は、後背側のしくみ（A）と拮抗して脊柱と骨盤の直立を支えている

　内側で腰椎と骨盤を支える腸腰筋は、後背側から支えている筋群とは拮抗して作動する関係になっています。例えば、大腸筋にこわばりがあるとき体幹を反らしたり、腰を伸ばそうとすると腰痛が発生しやすい状態になります。そこで、腰痛時には自然と前屈みになることが多くなるのですが、前屈みの姿勢を長く続けると今度は、後背側の筋群が疲弊してきてつらくなります。これは、腰痛が慢性化していくひとつのパターンです。この場合の手技による対処法を紹介しましょう。

☞痛む側を上にして横になり、少し膝を曲げるようにすると脇の下の筋肉と内側で腰を支える大腰筋などは自然に緩みます。指先をゆっくり沈めていくと深部に**腰椎横突起**（ようついおうとっき）に触れることができます。そのすぐ腹側が大腰筋です。指先に触れた筋のこわばりを押圧してさらに緩めます。

展示2-16 うつ伏せで「坐骨神経痛」のある側だけ膝を曲げ、梨状筋(りじょうきん)を緩める

左側の坐骨神経症状を緩めるポーズ

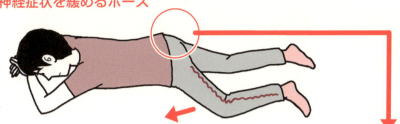

● 「梨状筋症候」に因る坐骨神経痛とは?

　腰部の梨状筋にひきつれがあるとき、坐骨神経の鞘に影響が及んで、下肢後・外側に神経痛を発症するケースです。

● 右殿部の深層の拡大図

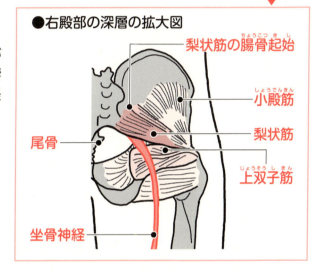

梨状筋の腸骨起始(ちょうこつきし)
小殿筋(しょうでんきん)
梨状筋
尾骨
上双子筋(じょうそうしきん)
坐骨神経

展示2-17 体幹側面で腰を支える一連(いちれん)(筋の連なり)のスジを捉えることができる

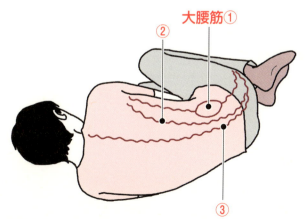

大腰筋①

①大腰筋を側腹部の深部に捉える。

②広背筋外縁(後腋窩線(こうえきかせん))(67ページ参照)のスジを腸骨までたどることができる。

③脊柱の外側を走行する腰腸肋筋は殿部の深層の筋に連結する。これらのスジのこわばりが腰痛を引き起こし、こわばりが解消すれば腰痛はいったん治まる。

第2展示室　腰を支えるしくみに注目して、対処の途すじをさぐる

5 腰の骨を支える筋の連なり(スジ)を捉えて、腰痛を治める

●背腰部の筋の連なりを"スジ"としてとらえる

　ここまで、腰部の筋のこわばりを捉えて、手技で緩める方法を紹介してきましたが、実際には、腰や体幹の筋は頸から腰まで連なって作動しています。その連なりを、手指でさぐっていくと、頸から腰殿部まで誰にでもたどることができます。また殿部の深部にあるこわばりは、少し慣れると坐骨神経に伴走して大腿後側を走行する筋をも捉えることができます。

　このような筋の連なりを「スジ」と呼ぶことにします（**展示2-17・18**）。硬く触れるスジが動作時に、強く緊縮したり、逆に引き伸ばされる際に痛みが発生します。スジの起点が腰殿部であれば、"腰痛"として感知するのです。

●背腰部のスジのこわばりを緩めて、腰痛を和らげる

・背腰部には、手指でたどることができるスジが3本あるいは4本あります。少し練習すると、頸部から殿部、さらに下肢後側まで、こわばりの連なりを手指で追うことができます。

・姿勢を保つ筋は、概ね深部の骨格の際にあるので、指先をゆっくり沈めて捉えるのがコツです。捉えたらあまりゴリゴリ揉まずに押さえているだけでもこわばりは緩みます。なお、浅層の比較的大きな動作をつくる筋にも硬いこわばりを触知することがあります。これを「ひきつれ」と呼んで区別します。

・「スジのこわばり」を緩めると、腰痛を和らげることができます。この際の効果的な手技のやり方をお伝えしましょう。背腰部をほぼ併走するスジ

展示2-18 腰痛部と側頭部・後頸部を連ねるスジ

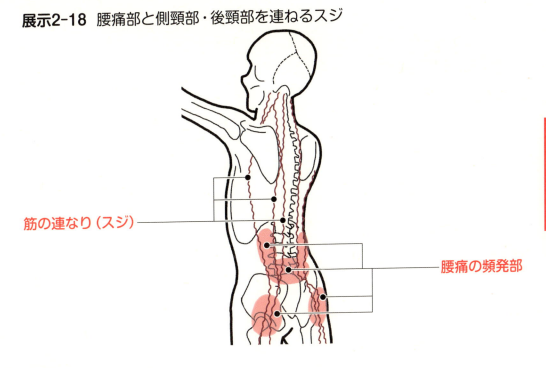

筋の連なり（スジ）

腰痛の頻発部

展示2-19-1 背腰部を走行する「スジ」に自身の体重をかけて緩める

仰向けになって、背腰部に置いたゴルフボールにのしかかる。腰殿部のこわばりには、テニスボールくらいの大きさがよい。

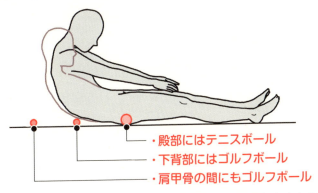

・殿部にはテニスボール
・下背部にはゴルフボール
・肩甲骨の間にもゴルフボール

・殿部の筋は2層3層と重なっています。リラックスして深層まで押圧が届くように体重をかけます。テニスボールの大きさと硬さがちょうどよいくらいです。同じところに数分のしかかり、また位置を変えて数分というのが目安です。

・背腰部のスジは、ゴルフボールの大きさが適当です。背骨を挟んで走行するスジに均等に当たるように、2個のボールをくつ下に入れて縛ったグッズを**(展示2-19-2)** で紹介します。

とスジの間の凹みが触れるので、この筋間の溝に指先を差し入れ、そこからスジの底に向けて指先を押し込むと、比較的簡単にスジを緩めることができます。硬いスジに手技するより有効です。

・手指でこわばりを緩めるコツが理解できても、背腰部を自分で押すことはできません。そこで自分でできる別の方法を紹介しましょう。ゴルフボール2個を薄手のストッキングに入れ、3カ所を縛ってボールを固定したグッズを作り、これを背中に当てて自身の体重をかけるという方法をお薦めします（展示2-19-1・2）。このグッズでは1分間あるいは数分のしかかったら左右に垂らした端を上下させるなり、身体のほうを上下に移動させて簡単に押圧の場所を変えることができます。床の硬軟を変えることで押圧の強さも加減できます。

・同様にして、殿部を緩める方法を紹介します。この場合、ゴルフボールよりやや大きなテニスボールを用いて、左右片側に体重をもたせかけるようにします。"痛すぎず、少し気持ちよい"くらいの強さがよいでしょう。

「スジのこわばり」が緩むと、腰痛はいったん和らぎます。しかし、こわばりは治まり切らず、また腰痛が再発する場合にはどうすればよいか？　これが腰痛症を治すための、次の課題です。

● 腰を支えるスジに「こわばり」や「たるみ」が生じる原因や背景を捉えて対処できれば、再発を防ぐことができる

背腰部や腰殿部の痛むところを手指でさぐると"たるんで張りのないスジ"があります。ここで、骨に向かって指先をゆっくり沈めていくうちに、硬いこわばりに触れます。**このこわばりが痛みの正体です。**これがゆるむと痛みはいったん和らぎますが、治り切らずに再び、このスジのところで腰痛を起

展示2-19-2　ゴルフボール、テニスボールを用いたグッズの作り方

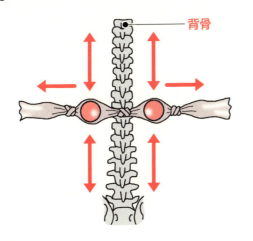

背中を挟んで、1〜数cmに当たることを想定してボールを入れます。

・真ん中をゴム紐で縛るか、ストッキングなら結べばよい。
・左右の幅もストッキングのように伸縮性があれば、融通を利かせられる幅で縛る。
・上下にずらすとき、仰向けなので、背中の少し外に握れるくらいの長さを残す。
・長めのガーゼタオルで包むグッズにしてもよい。

（あてがう位置は自分で感触を確かめ、上下、左右にずらして調整する。）

展示2-20　スジの「こわばり」と「たるみ」の発生する原因と腰痛の関わり

スジの不全	原因や背景	腰痛との関連事項
スジのこわばり	・同じ姿勢をとり続けたり、激しい運動の後、スジのこわばりが発生する	→腰を支えるスジのこわばりがあるとき、そのスジが動作によって腰痛を起こすことが多い
	・協同して働くスジに「たるみ」があれば、カバーして働くスジに「こわばり」が生じる	→腰を支えるスジで「たるんでいるスジ」も捉えて対処する
スジのたるみ	・骨格の歪みや関節の不規則な動きがくり返されたとき	→腰の構えの崩れで、腰の骨を起点にしたスジにこわばりとたるみが共に発生
	・病気やケガでしばらく寝ていたりすると広範囲にたるみが生じ、スジの緊縮力が低下する	→たるみでスジの緊縮力が低下しているとき、動き始めに腰を痛めるケースが多い
	・姿勢の歪みや腰の構えの崩れがあるとき、手足・体幹の動きを担うスジには「たるみ」が生じ、緊縮力の発揮に問題が生じることが多い	→腰の構えの崩れがあると腰を支える筋に腰痛が発生することが多い。姿勢や腰の構えを調える方策をともなわないと、腰痛は慢性化することが多い

こすことが多いのです。一般に、スジがこわばっているからといって、緊縮力（力を入れたときの筋の収縮力）が発揮できないことはありません。ところが、「たるんだスジ」は、力が入りづらかったり緊縮力が不安定になり、「腰を支えるしくみ」への負担は増大します。

　先になりますが、**展示2-31**をご覧ください。**「腰を支える力を取り戻す」ひとつの途(みち)は「スジのたるみの回復」**にあります。「たるみ」があると、緊縮力が不安定になり、その「たるみ」が続くと姿勢が崩れ、これが腰にかかる負担を増大させて、再び腰痛が発症します。この悪循環を断ち切るための対処の目標が、「腰を支えるスジの緊縮力の回復」になります。

> **案内板1**　次のテーマは「腰を支える力(ちから)を取り戻す」です

「スジのこわばり」を捉えて緩めれば、腰痛はいったん和らぎますが、治り切らず慢性化します。治るために必要なのは、腰にかかる負担を支える力（支持力）です。次の展示は、腰を前方から支える**「腹部ボール」**になります。

6　腰は前方から支える「腹部ボール」で補強されている

●「腹部ボール」は、呼吸運動の器官としてスタートし、成長するにつれて、腰と一体となって働くようになる

　オギャーと産声(うぶごえ)を上げて生まれてきたときのお腹(なか)は、呼吸運動の器官です。乳幼児が泣き声を上げるとき、幼児が昼寝をしているとき、お腹は膨(ふく)らんだり、凹んだりしています（**展示2-21**）。そして、立って動き回るようになると、**「腹部ボール」**は手足の運動の起点として、腰と一体となって働くようになります。児童期にかけて、腰に力を入れて全身を強く使う場面になると、息を止め、腹圧をかけて両脚で踏ん張るようになります。

展示2-21 腹部内臓をスッポリ包む筋・筋膜の袋「腹部ボール」

・「腹部ボール」は呼吸運動や腹圧をかける働きをする。
・直立姿勢で手・足を使い腰を前方から支える働きをする。

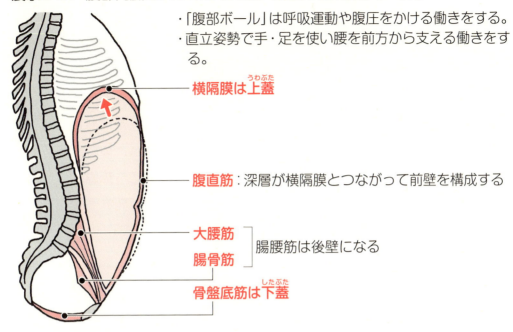

横隔膜は上蓋（うわぶた）

腹直筋：深層が横隔膜とつながって前壁を構成する

大腰筋
腸骨筋 } 腸腰筋は後壁になる

骨盤底筋は下蓋（したぶた）

展示2-22 「腹部ボール」と体幹の働き

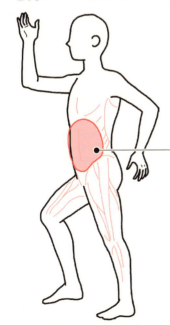

・仰向けから起き上がるとき、腹部ボールを強く緊縮させるが、このとき腰椎を支えるしくみ（筋やスジ）も強く緊縮し、腰痛が発生しやすい。
・体勢を反らすとき、腰椎の前弯（ぜんわん）が起こる。このとき腰椎に付着する大腰筋と腹部ボールが引き伸ばされながら緊縮する。これらの筋にこわばり、ひきつれがあれば腰痛が発生することが多い。

「腹部ボールの後面」が腰の中央であり、ここ（腰椎の前面）を体幹の中心軸（体軸）が通る。

第2展示室 腰を支えるしくみに注目して、対処の途すじをさぐる

腰と腹とは、呼吸によって調子を合わせ、終生協調しあって働くことになります。

☞重い物を持ち上げたり、引っ張ったりするとき、腰の構えを決めて行います。自然と深く息を吸い、いったん息を止めてから腹圧をかけますが、このとき「腹部ボール」はいっせいに緊縮します。背筋を正すときには、深く息を腹まで吸い込みます。腰を強く使うときも、静かに姿勢を調える(ととの)ときにも**「深い吸息をして、いったん呼吸を止め、ゆっくり呼息する」**という深呼吸をしてから動作に移ります。**これが、腰痛の再発を予防します。**

●「腹部ボール」は腰と一体となって体幹を動かし、また支えている

　体幹の動きは、前屈(ぜんくつ)・背屈(はいくつ)・側屈(そくくつ)・捻転(ねんてん)と多様です。これらの動きは「体幹の表層をおおう腹筋」**(展示2-23-1・2)** と「背腰部のスジ」とが協同して作り出しています。

　これら体幹の動きの際に発生する腰痛については、すでにみてきたところですが、「腹部ボール」は、ここにどう関わっているのでしょうか？

・体幹が動くとき、腹部ボールが弛(たる)んでいると、腰にかかってくる負荷は直接腰の骨にかかることになります。重量挙げなどの選手が腰ベルトを装着するのは、腰を支える力を補強し腰椎を保護するためです。

・体幹を側屈(そくくつ)したり、捻(ひね)ったりした際には、**こわばり、ひきつれた筋**があると、スジが引き伸ばされるときに、体幹下方の腰で痛みが生じます。

・一方、**体幹を反らしたときに起こる腰痛は、腰の前方に位置する腹部ボールの補強する力が働きにくいことも大きな要因です。**腹部ボールによる腹

展示2-23-1 体幹の運動を担う腹筋

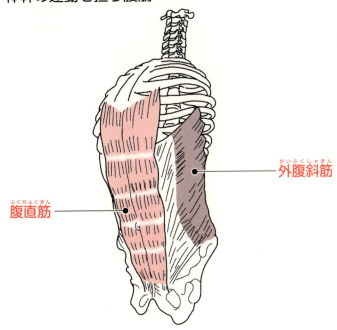

外腹斜筋（がいふくしゃきん）
腹直筋（ふくちょくきん）

展示2-23-2 上肢の運動の起点となって働く体幹側面の筋肉

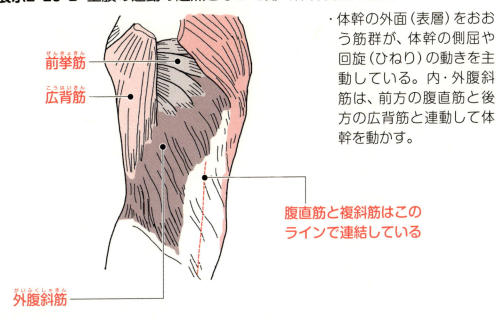

前挙筋（ぜんきょきん）
広背筋（こうはいきん）
外腹斜筋（がいふくしゃきん）
腹直筋と複斜筋はこのラインで連結している

・体幹の外面（表層）をおおう筋群が、体幹の側屈や回旋（ひねり）の動きを主動している。内・外腹斜筋は、前方の腹直筋と後方の広背筋と連動して体幹を動かす。

第2展示室　腰を支えるしくみに注目して、対処の途すじをさぐる

圧の力が、体幹の動きにともなう腰痛を防止します。

☞仰向けになって腹部を弛（ゆる）め、指先を深く沈めていって硬く触れるこわばりを捉えます。捉えたこわばりをそのまま5秒ほど押さえたり、わずかに揺すったりします。沈めた指先を、またほかの部位に移動し、こわばっている筋、圧痛がある筋をさぐり手技します。起きて体を反らし腰痛が消えたか確かめます。またケースによっては、腹部を温める方法が効果的です。

●体幹を横倒しするとき、捻転（ねんてん）するとき発生する腰痛は、体幹側面（脇腹）の筋のこわばり、ひきつれに因る場合が多い

　　腋（わき）の下から体幹側面を骨盤まで下がる線を**「腋窩線（えきかせん）」**と言います（**展示2-24-1・2**）。腋窩線上には、肋骨（あばら骨）が見えるだけですが、このスジにひきつれがあると腰痛を起こします。2例を紹介します。

　　「タクシーを降りる際、右手を差し出したら腰痛を起こしてしまった」という初老期の男性がおられました。ときどきギックリ腰を起こす方でした。右腕の付け根（腋窩部）や背腰部のこわばり、ひきつれを捉えて緩めたら、腰痛は落ち着きました。

・朝起きて洗面中はなんともなかったのですが、歯磨きをはじめて奥歯を磨いていたら腰が痛み出しました。
☞私が「後腋窩線」と名付けるこのスジを手指でさぐっていくとこわばっており、こわばりを緩めることで腰痛は一応治まりました。一方、腋窩線の前方にも、腋窩から鼠径部（そけいぶ）に向かって外腹斜筋などの筋の連なり（スジ）が確認できます。このスジがこわばって伸縮性を欠くようになり、腰痛につながる例もしばしば経験しています。

展示2-24-1　腹周りを縦に走る筋（腹横筋）と腋窩から体幹側面を走行する3本の力線（すじ）を手指で捉える

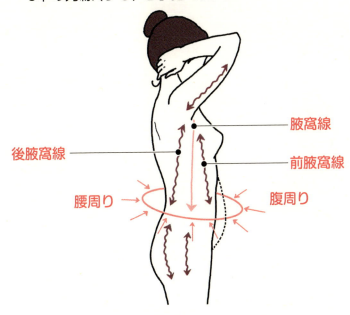

展示2-24-2　腋窩から骨盤へと走行する筋のこわばりを捉え、手技する

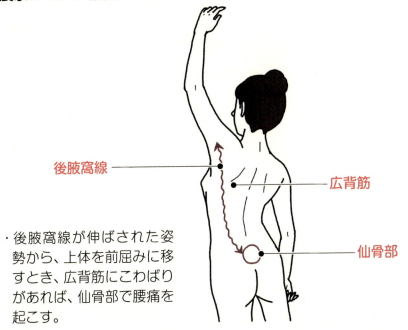

・後腋窩線が伸ばされた姿勢から、上体を前屈みに移すとき、広背筋にこわばりがあれば、仙骨部で腰痛を起こす。

第2展示室　腰を支えるしくみに注目して、対処の途すじをさぐる

● 腹部ボールの生理的動きと
　腰痛との関わりにも注目してみる

　腹部ボールは、呼吸運動の一端を担う以外にも、いくつかの重要な生理的役割を果たしています。腰痛との関わりを書き出してみます（**展示2-25**）。
・嘔吐時、腹部臓器を絞り上げます。ただし、腰痛が起こることは稀です。
・はげしい咳やくしゃみの際、胸郭や横隔膜だけでなく腹部ボールも緊張します。このとき起こる前屈が腰の筋を刺激し、腰痛が起こることがあります。
・排便時、強い腹圧をかけないと排泄がうまくいかない場合、腹部ボール全体と大腰筋も緊張して排泄を助けます。ただし、腹圧をかけるだけでは、腰痛は起こりません。

● 腰の構えを決めてから腹圧をかけることで、腰痛は防げます

　立位姿勢で腹圧をかける際には、排便時と違って腹部ボールの下面の骨盤底筋を一時的に緊縮させることがポイントになります（**展示2-26**）。これによって骨盤はやや後傾しますが、この腰の構えが一番腹圧をかけやすい姿勢です。

　重い物を床から持ち上げようとするとき、腰を傷めることが多いですが、足腰をしっかり構え、息もしっかり吸い込んで腹圧をかけることで腰痛は防げます。その一瞬に息を止め腹圧を最高にかけるのが腰痛防止のポイントです。

7 腰痛症は、動作時の負担が集中する6カ所で生み出される

　ヒトは上体を立て、手、足を使って生活しています。動作時、体幹の下方

展示2-25 「腹部ボール」の生理的な働きと腰痛

「腹部ボール」には、腰痛と関係する作用があります。

・強い咳やくしゃみの瞬間、腰に痛みが走ることがあります。腹部ボールの一斉緊縮にともなう腰痛は、ボールの後面の大腰筋の強い収縮が腰椎の前屈をともなうと、さらに痛みが強くなります。そこで、くしゃみが出る前にウエスト部に両手を当て、上体を起こして待ち構えるようにすると、少し楽です。

・大便が出づらいとき、腹部ボールを緊縮させて腹圧をかけ、排便を促します。ただし、同時に腰部の筋も緊縮させないと排便は促せません。このとき腰を立てて行うほうが腹圧をかけるには有利なのです。また、血圧の高い人は必ず口を半開きにして行ってください。口を結んで行うと胸圧が高まり血圧も上がります。

・排便時、腹圧をかけると腰痛が生じることがあります。この場合には、直腸付近に異変があれば、受診をおすすめします。

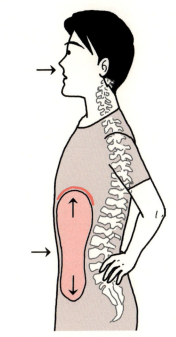

（腹圧をかける際には腰（ウエスト部）に両手を当て、深くゆっくり呼吸し、吐息する）

第2展示室　腰を支えるしくみに注目して、対処の途すじをさぐる

展示2-26 腹周りを絞って、腹圧をかける腹膜筋

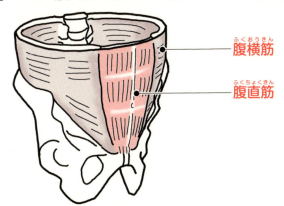

腹横筋（ふくおうきん）
腹直筋（ふくちょくきん）

腹圧は「腹部ボール」の上面（横隔膜）と腹周りの筋（腹横筋）に腹周りの筋の緊縮が加わって発生する。このとき、下面（骨盤底筋）は随意に緩めたり、緊縮させたりできる。排便時には緩めたままになる。

に位置する腰には、負担が集中し腰痛が発生します。この負担を支えるしくみが腰には備わっているのですが、このしくみ（A）、（B）と（C）（**展示2-6**）がうまくかみ合って働かないと直立姿勢を保つことができず腰痛が起きやすい。**腰痛症の背景には、腰の支持力の低下があるのです**（**展示2-27**）。

●腰痛部4カ所〈大腰筋部〉〈腰仙部〉、左右〈殿部〉には、動作時の負担が集中してかかってくる

・〈殿部（でんぶ）〉は体幹の最下方にあって体幹を動かし支えるところであり、負担が集中するところです。殿筋が重なり合って支えており、下肢の動きの起点にもなっています。股関節を動かし、支える殿筋部は頑丈にできています。それでも身体を前に倒したり、捻ったりすると〈殿部〉にかかる負担は増大します。腰痛は、腰仙部とつながって左か右の片側で起こるケースが多いようです。

・〈大腰筋部〉は、腸腰筋が大腰筋として腰椎の左右に付着するところです。腰の骨を内側から支えると同時に、下肢の動きの起点となるところです。腰の構えを保持するときの中軸となる腸腰筋は、同じ姿勢で作業を続けると疲弊して、腰痛につながることが多いようです（**展示2-27**）。

・〈腰仙部（ようせんぶ）〉は、腰椎下部にあって、体幹の大きな動きで特に負担が増大します。中年期までに起きる「椎間板ヘルニア」の好発部位です。中年期以降は、腰椎の柔軟性が失われて可動域や動きの融通性も失われ、不意な動きで腰痛が発症するケースが多いようです（**展示2-28**）。

☞腰殿部4カ所は、発痛部の筋のこわばりやたるみに対処します。同時に、この部位は背部や下肢へと走行するスジの起点となっているので、スジ全

展示2-27 腰痛症は、体幹6カ所で生み出され、下方の腰部4カ所で発症する

この6カ所は手足・体幹の動きの起点であり、その負担が集中するところでもある。

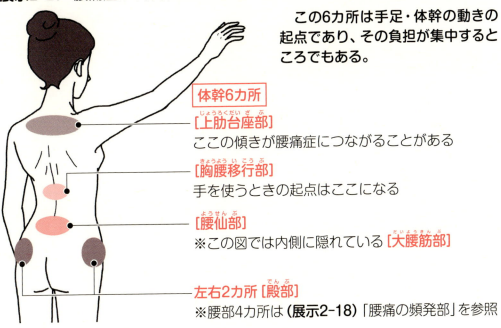

[体幹6カ所]

[上肋台座部（じょうろくだいざぶ）]
ここの傾きが腰痛症につながることがある

[胸腰移行部（きょうようひこうぶ）]
手を使うときの起点はここになる

[腰仙部（ようせんぶ）]
※この図では内側に隠れている [大腰筋部（だいようきんぶ）]

左右2カ所 [殿部（でんぶ）]
※腰部4カ所は **(展示2-18)**「腰痛の頻発部」を参照

展示2-28 上体と下肢の動きの要（かなめ）[腰仙部]

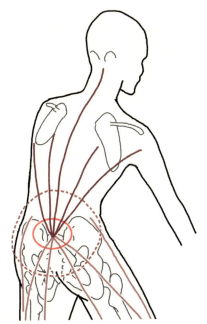

・[腰仙部] は腰の中心にあって上体と下肢の動きの接合部となる。

・脊柱・体幹の重さは、上体の大きな動きで腰椎の下部に集中する。

・体幹の動きと骨盤の動きの起点となって働く。

・上肢・肩甲骨の動きの起点となって働く。腰仙部に付着する諸筋の協同腱膜が、腰背筋膜であることはすでに紹介した **(展示1-7)**。

第2展示室　腰を支えるしくみに注目して、対処の途すじをさぐる

体を視野に入れて、「こわばりのスジ」「たるみのスジ」を捉えて、スジの伸縮性の回復を図ります。

・〈胸腰移行部〉は、体幹を動かさず、手と顔面だけ動くとき、その動きの負担は胸郭の下方のここで受けます。また、尻もちをついたときには、下からの衝撃がここに集中し、圧迫骨折を起こす場所でもあります。

※手作業では、手元がブレないように、肩背部と腕の付け根は固めて使われます。作業が長時間に及ぶとき、上体の揺れを受け止める腰椎の上端への負担は小さくありません。第1腰椎は、上体の動きを扇の要のような位置で受け止めています（展示2-29）。

※初老期からの"腰曲がり"や"上体の捩れに因る腰痛症"は、まさに〈胸腰移行部〉で発生します。

　体幹上方の〈上肋台座部〉や〈胸腰移行部〉には、顔面や上肢の動きを支えるときの負担が集中します。この2カ所の歪みやトラブルが下方の腰殿部の痛みにつながってきます。中高年になると、右手、左手の長年の使い方が体幹上方の歪みとなって、下方の背腰部の痛みにつながるケースが増えてきます。

・〈上肋台座部〉とはどういうものか。上部肋骨（第1・第2肋骨）は、頭部と頸部の重量と動きを受け止める台座のような役割を果たしています。これは、美容室でよく見かける"ヘアマネキンの台座"を連想させます。台座の上に載るヒトの頭頸部は必ず頭を正面にまっすぐ立てて構えます。そこで台座（上部肋骨）が傾くと頸部の斜角筋には、たえず負担がかかり、こわばります。斜角筋のこわばりと腰を支える筋のこわばりがつながると腰痛は慢性化します（展示2-30）。

展示2-29 ［胸腰移行部］は、腰の上端であり、上肢の動きの起点ともなっている

［胸腰移行部］には、デスクワークや調理等の手作業の際、負担が集中します。竹箒を使うときなど、胸部だけを捻るときの起点にもなっています。

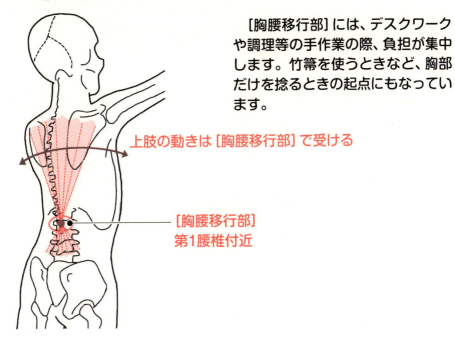

上肢の動きは［胸腰移行部］で受ける

［胸腰移行部］
第1腰椎付近

展示2-30 頭頸部の動きの"受け皿"［上肋台座部］

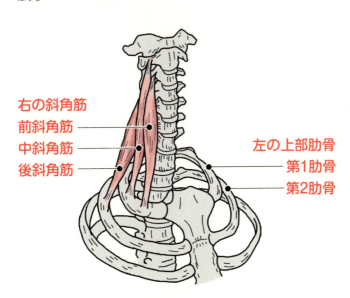

右の斜角筋
前斜角筋
中斜角筋
後斜角筋

左の上部肋骨
第1肋骨
第2肋骨

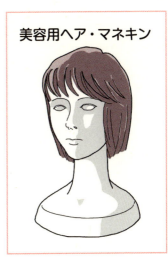

美容用ヘア・マネキン

第2展示室　腰を支えるしくみに注目して、対処の途すじをさぐる

☞ （**展示2-18**）に戻ってご覧ください。この展示で紹介したスジのこわばりを緩めると腰痛は和らぎます。しかし、台座部の傾きが調えられないと腰痛が再発する"火種"は残ります。

● 頸椎と上肋台座部をつなぐ斜角筋のほかにも、胸郭の歪みが腰痛症の原因になることは少なくない

・右利きか左利きかで、上半身の使い方は大分違ってきます。右手、左手の使い方の癖で、肩甲骨の位置がずれたり、初老期になると体幹の捻れとなって腰痛慢性化の原因になることがあります。

・頸や〈上肋台座部〉の歪みと腰痛との関わりについて、はっきりしてきたことがあります。**右利きの年配者には、圧倒的に右肩下がりの人が多いということです。**この場合、左側の頸すじのこわばりが、腋下から後腋窩線沿いに「スジのこわばり」が発生します。そのとき、腰殿部にも「こわばり」「弛み」があれば、腰痛へと発展します。これは慢性化するひとつのパターンです。

・左耳に受話器を当てて仕事をしなければいけない方がいます。また、右耳の聞こえがよくないので相手の話を、左耳をそば立てて聴く方もいます。いずれも、左頸すじから肩背部のこわばりは日常的になり後背部や脇腹の「スジのこわばり」が、腰の筋のこわばりとつながって腰痛を起こします。

・「上体の捩れ」は腰痛を慢性化させる要因です。〈上肋台座〉の傾きや上体の歪みは、腕のしびれやだるさ、あるいは頸や肩背部の凝り痛の原因になります。腰周りの筋疲労とつながってしまうと腰痛をくり返すことになるのです。

腰痛の事例③
社長は「上体の捩れ」が腰痛症につながった

Oさん（初診時　59歳　男性　実業家）

● 15年ほど前から、断続的に7〜8年診た方です。初めてお会いしたときには、食品開発や農産物の輸入のお仕事で飛び回る毎日でした。会食や会議の機会が多かったようです。たびたびギックリ腰を起こして来院されましたが、中年のころまでのお仕事だった造園業に戻られてからは、腰痛の再発はなくなりました。乗り物での移動から解放され、身体を使う仕事や、ある程度規則正しい生活に戻られたことが、腰痛症から抜け出すきっかけになったのでしょう。

● 実業家の生活でも、タフな身体を保っておられましたが、運動はゴルフぐらいの日々が続き、右肩が下がった体形も治らないままです。今振り返ると、「右の前腋窩線のたるみ」と「左の後腋窩線のこわばり」で、上体が捩れて使われていたのです。ギックリ腰は〈腰仙部〉で起きているように見えて、内側の腸腰筋の疲れと弛みが起こしたものでした。治療後はすぐに腰を伸ばして、しっかりした足どりで帰られたのですが、また数週間も経たないうちにまた……ということもありました。

● 再発予防のために、ゴム製の腰痛ベルトを下腹部に絞めてもらいましたが決定的ではありません。そのうち"腰持ち上げストンの操体法"を朝晩、旅行先でも励行されるようになり、ほとんど腰痛は出なくなりました（この2つの方法は次の「第3展示室」で詳しく紹介します）。

● 腰痛が治まってからも、右肩が下がって見える体形は残っていました。これは、右耳の聞こえが少し悪くなっており、無意識のうちに左耳を差し出すような場面が多かったのでしょうか。ときどき左の頸や背中の痛みを訴えて来院されていましたが、転職後これもなくなりました。

第2展示室　腰を支えるしくみに注目して、対処の途すじをさぐる

8 腰を支える力を取り戻す、4つの方策

　慢性化した腰痛症では、腰を支える力（支持力）が低下しています。腰の支持力を取り戻す方策を、以下4つにまとめました。

☞ **腰に負担がかかる姿勢の取り方を見直す**

　仕事をしているとき、くつろいでいるとき、姿勢の取り方によって腰にかかる負担が減ってきます。→次の［**第3展示室**］で詳しく紹介します。

☞ **負担が集中する6カ所の疲労回復を図る**

　脚腰（あしこし）への負担が少ない水中での歩行訓練、水泳、床でのストレッチング、ジョギング、ダンス、体操教室など、気持ちよく続けられれば、いずれも腰痛の再発を防止できます。問題は脚腰に不安があったり、痛みがあって気持ちよく取り組めないことです。

☞ **腰を支えるしくみの支持力を補強する方策をさぐる**

　腰を支えるスジの回復は［**第4展示室**］のメインテーマです。スジの緊縮力の低下は、姿勢や腰の構えの崩れを招き腰痛症へとつながっていきます。一方、姿勢が正され、腰の構えが調（ととの）うとスジの緊縮力は、自然に回復に向かいます。

☞ **腰殿部4カ所をバンドやベルトを利用して、支える力を補強する**

　腰痛の緩和や再発を防ぐ目的で、様々なグッズが売り出されています。その中で、腰に巻くタイプのベルト類は「腰を支えるしくみを補強する」という目的は共通していますが、それぞれの用途や使い方に違いがあります。どこを補強するためには、どれを選んで、どう使うか、検討してみました。

展示2-31 腰痛症を治める途(みち)は、"支える力を取り戻す" にある

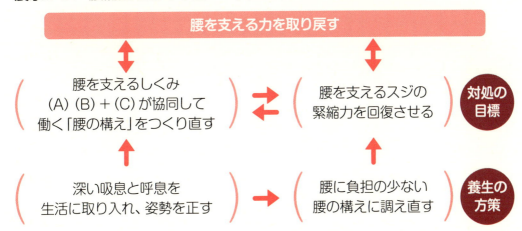

※腰を支える力を取り戻す途(みち)すじは、互いにつながり関連し合う
①**生活に「深い腹部ボール呼吸」を取り入れ姿勢を正す**
②**身体の使い方を見直し、体操などで姿勢や腰の構えを調える**
③**腰を支えるスジの緊縮力の回復を促す**
④**腰を支えるしくみ (A) (B) + (C) (45ページ・展示2-6参照) が協同して働く腰の構えにする**

展示2-32-1 コルセットの効用

医療用に装着を勧められるコルセットは、腰椎の安静と保護を目的として出されます。腰周りと腹周りを締め固めて、腰椎が動揺しないようにすることが目的です。

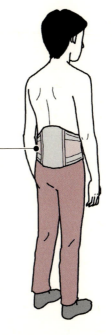

コルセットを巻く位置

第2展示室　腰を支えるしくみに注目して、対処の途すじをさぐる

●コルセット式のものは、腰周りを絞めて腰椎の動揺を防ぎ、保護することが目的でつくられている

　腰椎に沿ってフェルトを入れてあり、腰のヘルニアや圧迫骨折など腰椎の固定を必要とする際に用います（**展示2-32-1**）。少し動けるようになると、息苦しくなるので、軽便なものに取り替えます。腰椎と骨盤を支えているスジは、「**後背側の４連スジ（展示2-11）**」のほか、内側の「**腸腰筋**」と前方の「**腹部ボール**」がありますが、コルセットを装着すると当然それぞれの伸縮も制限されます。

●腰痛ベルトは、「腹部ボール」を締めて、腰を支えるしくみ（A）と（B）の支える力を補強する効果を狙う

・この目的を果たすには、力士のまわし同様、まず下腹部を持ち上げるように締めて、腰の骨にくくり付けます（**展示2-32-2**）。腹圧をかけやすくすることで、腰を支えるしくみ全体が一体化することが狙いです。コルセットのような息苦しさがない高さ（肋骨にかかるか、かからないぐらいの高さ）に止めます。寝るときや、くつろぐときには外すとよいでしょう。

・材質は、少し伸縮性があれば平板のゴム製のようなシンプルなもので十分です。あとは、実際の締め心地で決めます。後方側は殿部を別途持ち上げるデザインの製品がよいでしょう。殿部は別途にサポートする型式のものがあります。ウエストは軽く締めて、お尻側は別のバンドが締めることで効果が違います（**展示2-32-3**）。

案内板2　次のテーマは「腰の構えを見直し、姿勢を調える」です

　姿勢や腰の構えが崩れると、腰を支える力が低下し、腰痛は慢性化します。「腰の構えの崩れ」を調えることで再発を防ぎます。

展示2-32-2　腰痛ベルトの使い方

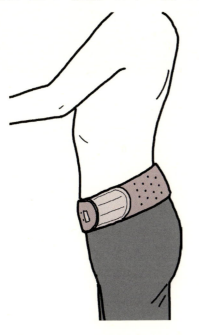

腰痛用の伸縮（ゴム）ベルトを巻く位置は、「まわし」の位置辺りがよいです。

・下腹部を持ち上げ、腰の骨（腰椎）にくくり付けるように締める。
・ベルトの上縁がヘソにかかるように装着し、腹圧がかけやすい感じがすればOK。
・あばら骨（浮肋骨）の下方にかかるか、かからないかの高さに止める。

展示2-32-3　ゴムチューブを巻く方法

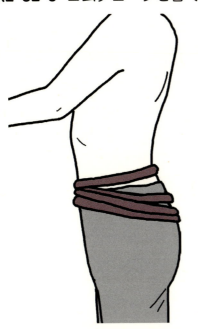

・太めのゴムチューブを巻く方法は、ウエスト部の絞まり具合と殿部の締め方を加減できる利点がある。

第2展示室　腰を支えるしくみに注目して、対処の途すじをさぐる

手技の要領（腰を支えるしくみAの場合）

　腰を支える筋やスジの伸縮性を回復させれば、腰痛は軽減します。その手技のやり方については、第2展示室の44〜68ページにかけて紹介してきましたが、ここで、私が手技の基本においているポイントを紹介しましょう。

①骨に向かって深く指先を沈めていく

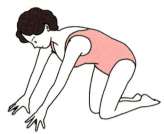

　腰殿部では、筋は表層から深層まで重なっているところがほとんどです（**展示2-8**）。手技の主要な目標は、深層で姿勢を保持している筋のこわばりの解消にあります。

→深層のこわばりに指先を届かせるには、骨に向かって指を深く沈める必要があります。腰臀部の場合、うつ伏せになった患者さんに上図のような体勢で指先にこわばりを捉えます。手指を固め、肘を伸ばしてゆっくり圧をかけていきます。

②指先をスジの走行に真横からあて、細やかなタッチで行う

　背腰部の場合、脊柱に沿って走行する4本のスジを手指で捉えます（**展示2-11**）。うつ伏せの患者さんの横に位置して体重を指先にかけていきます。

→この場合、手指はしっかり閉じ、スジの横腹に指先をあててゆっくり体重をかけていきます。押圧が骨際まで届いたら2秒間ほどそこで指先をとどめ、手元を下方にずらしていきます。押圧部を少し揺らすのもよいでしょう。

③スジ全体を捉えて手技する

　自分の手指で自身の背部、腰部、殿部に手技することは難しいでしょう。この展示室では、「ボールを利用した押圧の方法（58〜61ページ）」を紹介しています。この方法では、指先に代わって押圧を骨際にじんわり届かせることができます。ボールの上部が安定してスジを押圧します。

→どのスジを捉えて伸縮性を回復させているのか、自分で感じとりながら、加減できるのがこの"手技"の強みです。

第3展示室
腰の構えを調え、腰を支える力を取り戻す

～ あなたの腰の構えは、どんなタイプ？ ～

・上体を反らし、出っ尻に見える／腰椎前弯・骨盤前傾型（Ⅰ型）
・腹が凹み、背中が丸まっている／腰椎後弯・骨盤後傾型（Ⅱ型）
・片方の肩が下がり、背中が歪んでいる／上体捻れ型（Ⅲ型）
・腰の骨が左右どちらかに偏っている／骨盤片寄れ型（Ⅳ型）
・年寄りの腰曲がり（タイプ①）／上体前屈み型（Ⅴ型）
・年寄りの腰曲がり（タイプ②）／上体後退型（Ⅵ型）

1 腰の構えで決まる、腰を支える力（I型）（II型）

●立位の姿勢は、体幹の上方と下方の「腰の構え」で決まる

　ヒトの腰は、体幹にかかってくる負荷を支えやすいように、腰の構えを、そのつどつくって対応しています。そしてまた、"普段の姿勢"に戻ります。**"腰の構え"とは、腰の骨（腰椎と骨盤）が、周りを支える筋によって一定の形に保たれた姿を言います**。腰の構えは年齢を重ね、身体を使って生活を経るうちに、その人特有の形（やや反り身、出っ尻、猫背、出っ腹、腰曲がり、等々）に定まります。

　立っているとき、直立した骨盤が前に傾いたり（**前傾**）、後方に傾いたり（**後傾**）すると、腰椎も前後に弯曲（**前弯・後弯**）します（**展示3-1**）。一方、体幹上方を反らせば、腰椎の上部が後方に倒れて前弯し、おじぎをすれば、脊柱が前屈し、腰椎は後弯します（5椎ある中間の第3腰椎が後方にきます）。

　中年期以降、腰の構えは徐々に固まります。動作に応じて"構え"を変えることがほとんどできず、腰の痛みは日常化しがちです。

　初老期に入ると、姿勢や腰の構えにも老人特有の変化が現れます。それまでも見られた「猫背」とは異なるタイプの「背曲がり」「腰曲がり」、あるいは背すじは伸びているが「腰を落として歩く人」、また動作時、腰の構えを柔軟につくることができず、腰に痛みがくる人も見られます。

●加齢によって腰の動きは硬くなり、また普段の腰の構えを長時間維持できなくなると、姿勢や腰の構えは崩れ、腰痛につながる

　腰の構えが崩れてくると、腰を支える力や動作時の腰の対応力が低下し、腰痛発生（再発）のリスクが高まります。

　「腰椎前弯・骨盤前傾型」の腰の構えの人では、立っている間の重心は後

展示3-1 姿勢によって腰の構えは変わる。立位時の腰の構えは骨盤の傾き具合や体幹上方の姿勢によって決まる

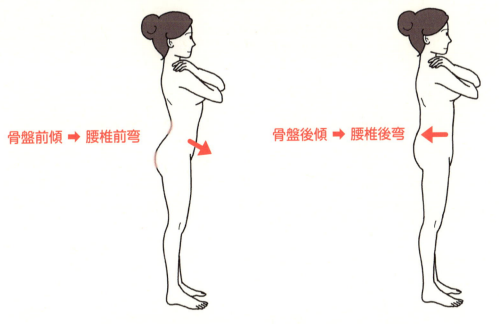

骨盤前傾 ➡ 腰椎前弯

骨盤後傾 ➡ 腰椎後弯

展示3-2 「腰椎前弯・骨盤前傾型」では、「腰仙部」に負担が集中

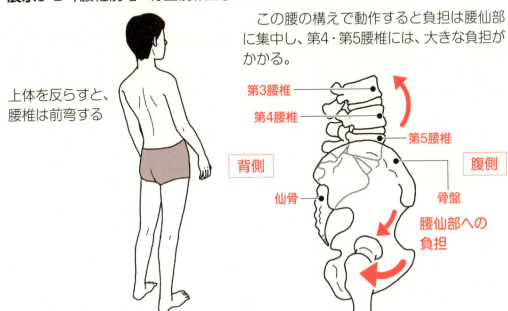

上体を反らすと、腰椎は前弯する

この腰の構えで動作すると負担は腰仙部に集中し、第4・第5腰椎には、大きな負担がかかる。

第3腰椎
第4腰椎
第5腰椎
背側
腹側
仙骨
骨盤
腰仙部への負担

第3展示室　腰の構えを調え、腰を支える力を取り戻す

方に偏り、これを支える腰椎では椎体後方に負担が集中します。また、腰を内側で支えている腸腰筋にも負担がかかり続けて、腰痛症につながることになります（**展示3-2**）。

　この腰の構えは、本来、腰の骨に上体の重みが載るので、腰を立てて負荷がかかる限り、腰を支える力は大きいのですが、初老期に入ると、「**腰椎変形症**」や「**脊柱管狭窄症**」の発症リスクが出てきます。また、腰が硬くなって、柔軟な対応ができないときにも腰痛は発生します。

　腰椎の前弯は、年配者の"中年太り"でも多く見られます。肥満に「腹部ボール（**展示2-21**）」の弾力（伸縮性）の低下が重なると内臓下垂が起き、いわゆる"垂れ腹"になります。中年太りの人が垂れ腹になると、腰椎の前弯が進み、腰痛発症リスクは高まります。一方、同じく中年太りでも、腹部ボールの弾力がしっかりした"**太鼓腹**"の人では、そんなことにはなりません。このタイプの人の発症リスクは、腹部ボールの緊縮力に左右されているのです（**展示3-3**）。

☞　「腰椎前弯・骨盤前傾型」＝（Ⅰ型）の腰の構えを正すには、腹圧をしっかりかける運動や鍛錬法が適合します。あとの展示では「深い腹部ボール呼吸を使った姿勢の正し方」や「腰の構えを調える方法」を紹介します。また、姿勢や腰の構えを変えることが、なかなかうまくいかない中高齢者には別の方法を紹介します。

● **腰椎の前弯が極端になると、腰の骨に上体の重みがしっかり載らないため、腰を支える後背側のスジや腸腰筋への負担が大きくなる**

　「**腰椎後弯**」つまり「上腹部が凹んだ背曲がり」だけであれば、背腰部のスジがこわばり、腰も疲れやすい、という症状で済みます。しかし、骨盤を前後で支える腸腰筋や殿筋の緊縮力が低下して、「**骨盤後傾**」が加わると腰痛症へと発展していきます（**展示3-4**）。

展示3-3 「太鼓腹」と違い「垂れ腹」では腰椎の前弯が進む

　同じ「腰椎前弯型」でも、骨盤の前傾が少ない人、あるいは"太鼓腹"で腹部ボールの緊縮力が充実している人の腰痛発症リスクは小さい。

　腹部ボールの張りが失われると、腰椎を前方から支え、また下垂する内臓を左右から腋窩のほうに吊り上げることができず、腹は垂れてくる。ヘソが下向きになると腰痛発症のリスクは大きい。

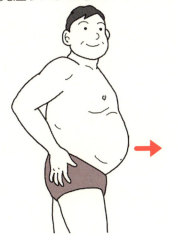

展示3-4 「腰椎後弯・骨盤後傾型」では、後背筋で支えるしくみ、とりわけ腰殿部に負担がかかり続ける

　上体を前方に倒したり、胃部を凹ませると、骨盤は後傾する。
　この腰の構えで「長時間立っていたり、作業を続ける」と背中や腰殿部のスジが疲弊し腰痛につながる。

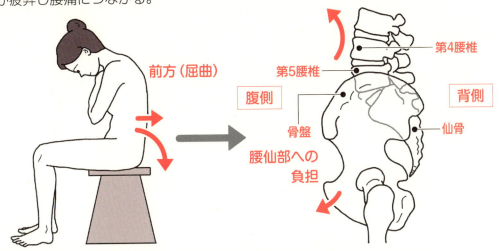

第3展示室　腰の構えを調え、腰を支える力を取り戻す

この腰の構えは、慢性化した腰痛症の人に多く見られるタイプではありますが、この姿勢や腰の構えが、そのまま腰痛の発症原因というわけではありません。それどころか、重い物を下から持ち上げる際には、必ず"骨盤を後傾した腰の構え"を取りながら、腹圧をかけて行う必要があります。

●相撲取りは、"腰の構えをつくり上げて"土俵に上がる

　力士のゆかた着姿を見ると、特に「あんこ型」の力士では、「腰椎前弯・骨盤前傾型」＝（Ⅰ型）タイプの人がほとんどです。ところが、土俵に上がる前の四股、てっぽう、すり足前進などの動作に入ると、腰の構えは一変します。腰を屈め、背中を丸めて前に出て行く姿は、どの力士も腰椎後弯・骨盤後傾型＝（Ⅱ型）の構えに固めています（**展示3-5**）。その形を崩さないで戦うことが、土俵の攻防で一番力が出せる腰の構えだからです。そして、稽古を終えた力士は、また普段の「腰椎前弯・骨盤前傾型」＝（Ⅰ型）に戻っていきます。

　ここで、話は腰の構えと腰痛のつながりに戻ります。稽古を終えた力士が、足を投げ出した姿勢で長時間ゲームに興じたとしたらどうでしょう。身体は休まるかもしれませんが、重い体重が支えなしに腰にのしかかるわけですから、腰への負担が小さいはずはありません。**腰椎後弯・骨盤後傾型＝（Ⅱ型）は全身で強い力を発揮する際の腰の構えですが、腹周りや腰の筋がたるんでいるときには腰痛につながる構えでもあります。**

2 腰への負担が大きな座り方とその対応(Ⅰ型)〜(Ⅳ型)

　しゃがんだ姿勢で草取り作業を続けた際、腰痛を発症することがあります。この場合、深く股関節が屈曲しますので、殿部の筋にかかる負担は、大きな

展示3-5 力士は強い力が発揮できるように
　　　　　腰の構えを「腰椎後弯・骨盤後傾型＝（Ⅱ型）」に堅持する

力士が前に出ようとするときの腰の構え。

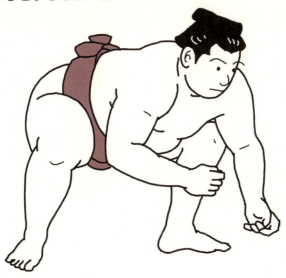

展示3-6 女児のしゃがみ姿（腰椎後弯・骨盤後傾は少ない）

足関節、股関節の屈曲が柔軟で骨盤の後傾も少ないため、両手が楽に地面に着く点に注目。

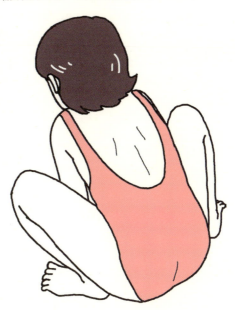

第3展示室　腰の構えを調え、腰を支える力を取り戻す

ものがあります。また、足関節や股関節が柔軟に対応できないと、手を地面まで伸ばしての動作になるため、背腰部のスジや広背筋に負荷がかかり、腰仙部の痛みが出やすくなります。

☞ ①作業中に腰を痛めないためには、背腰部のスジの伸縮性を保つだけでなく、足関節や股関節の柔軟性を保つケアも必要です。
②腰痛が出やすい背腰部のスジ(筋肉などの連なり)や殿部の筋をケアする方法についてはすでに紹介しているところです。
③しゃがみから立ち上がり、腰を伸ばす際に痛みが出る場合があります。立ち上がり始めには、脚や股関節を伸ばす殿筋が緊縮します。しかし、最後は、腰椎前方の腸腰筋の緊縮力を一番必要とします。
④風呂の椅子に掛けて作業するのも一案です。腰が持ち上がり安定するため、殿筋や背腰部のスジにかかる負担は小さくなります。

●座ったときの腰の構えから、負担が大きな筋やスジに見当をつける

　ソファーや応接用の椅子は、座ったときは楽であっても、時間が長くなると事情が違ってきます。この種の椅子は座面がやわらかで低く作られているので、長時間になると腰に来ることが多いのです。

　長時間の座業やドライブが腰に来ることがあります。座る椅子や座面は問題のないように思えても、立ち上がったら腰がおかしくなっていることもあります。座っているときの姿勢が腰を支える筋やスジに負担をかけたのです。

●低い椅子では骨盤が後傾し、背中が丸まった姿勢へと崩れていく

　深く腰かけて背もたれや肘掛けを利用したにしても、骨盤が後傾し背骨が後弯した姿勢になりがちです。腰の構えを保つように働く筋やスジに最も負

展示3-7　座る姿勢と腰への負担のかかり方の注意点

座り方	問題点や注意点
▷しゃがむ	足関節・股関節が硬い人では、後背側を大きく前屈するため、背腰部のスジや腰殿部の筋に負担が大きい。立つときには、腸腰筋（展示2-12参照）に負担が大きい。
▷椅子に掛ける	椅子が低くなければ、骨盤と背骨の直立を保ちやすい。長く腰掛けると骨盤が後傾し腰の構えが崩れがちになる。これを補うのが、背もたれや肘掛けの役目。
▷長座位	脚を投げ出すと必ず「腰椎後弯・骨盤後傾型＝（Ⅱ型）」の腰の構えが進行し腰殿部の筋や背腰部のスジ（展示2-18参照）への負担は大きくなる。座椅子はこの負担を減らすが、長い時間になると限界がある。
▷あぐら座り	股関節と腰仙部の柔軟な対応ができないと、腰の骨や背骨を立てた姿勢を保つことはできない。しかし、一応保てていても、骨盤が後傾することが多いので、お尻に厚めの座布団を敷くとよい。

展示3-8　低い椅子は骨盤が後傾し、背中が丸くなる姿勢になりやすい

　低い椅子に座ると骨盤が後傾し、腰殿部の筋に負担がかかる。長く座っていると、背中が丸くなり背腰部のスジが疲れ"腰の構え"の崩れが進んでくる。

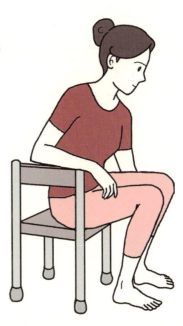

担が大きくかかり、その筋やスジが腰痛を引き起こすのです。**腰の構えが崩れることに抵抗し、姿勢や構えを保持する筋やスジは、同時に崩れた姿勢や構えを元に戻す筋やスジに他なりません。**

　低い椅子に座ると腰椎後弯・骨盤後傾型＝（Ⅱ型）の腰の構えになり、時間が長くなると、この姿勢を保持する筋やスジが腰痛を引き起こします（**展示3-8**）。それでは、低い椅子に実際に腰を下ろして腰を崩したり、立て直したりすれば、ケアすべき筋やスジが感知できるのではないか。実際にやってみます。

☞①まず、低い椅子にリラックスして座り、ゆっくり腰の構えを崩していきます。骨盤が後傾し、腰椎が後弯し、そして背中が丸くなるのがわかるでしょう。このとき、引っ張られている感じや、痛みを発する筋やスジをチェックします。
　②次に、肘掛けの両腕にも力を入れ、息を深くゆっくり吸いながら上体を起こしていきます。さらに、深く吸い込んで肛門を締めると、少し腰が浮き腰の構えが戻ります。この動きの途中でヒキツレ感や力が入りづらい感覚があれば、その筋やスジをチェックしましょう。
　③①および②でチェックした筋やスジに対処することで、腰の構えを調えることができます。ところが、腰痛は手足の動作時に発症（再発）する例が多いものです。腰を浮かしたあと、立ち上がる際、また体幹を反らし腕を振りかぶる際、ゆっくり動かしていくと、筋やスジのこわばりやひきつれる感覚がある程度わかります。その筋を捉えて緩めます。

①デスクワークの際の椅子や机の選び方
　事務用には、足底が床に着き、膝が直角になって座り心地のよい椅子が選ばれます。机は、パソコンを使っての作業が多くなることを想定してデザインされたものがいろいろ出回っています。デスクワークの姿勢として、「背

展示室3-9　高めの椅子に浅く腰掛ける

骨盤が立てやすく腹圧もかけやすいという利点がある。骨盤が後傾することはなく、テーブルの高さを合わせれば、パソコン操作の作業なども長時間でも続けられる。ただし、「腰椎後弯・骨盤後傾型＝（Ⅱ型）」の腰の構えの固まった人には無理かもしれない。

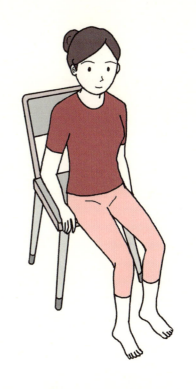

展示室3-10　長座位は、骨盤の後傾が大きくなり、腰にかかる負担は大きい

腰を投げ出して座ると、太もも後側の筋が緊張し、上体の重みは骨盤の後方にかかる。骨盤の後傾は腰殿部の筋を疲れさせる。

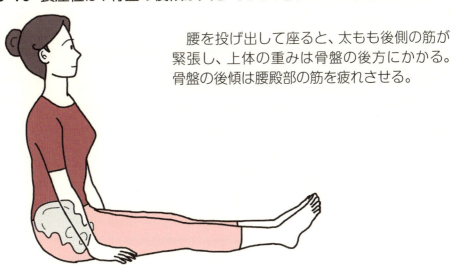

すじを立て、胸を張ること」が長時間作業をするうえでの原則になります。その姿勢を保ちやすい椅子と手先の使い勝手のよい机にするとよいでしょう。

　腰を立てるという点から考えると、「高めの椅子に浅く掛ける」のも悪くありません。背すじが伸び、呼吸が深くなり、腹圧もかけやすくなります。椅子の高さに合わせて、作業するテーブルの高さを合わせます**（展示3-9）**。

②和室など床に座って生活する場合の姿勢の取り方・座り方

　長座位（両足を前に伸ばして座る姿勢）では、骨盤後傾になり、背筋を立てることは困難になります。座椅子を用いれば背腰部のスジには負担が小さくなります。また座布団を敷いて座面を高くすれば、幾分腰殿部の筋には楽ですが、長時間過ごすと腰への負担が大きくなります**（展示3-10）**。

③ソファーやリクライニングシートの場合

　ソファーやリクライニングシートなどに完全にもたれかかる場合には、腰を支える筋を休ませられる椅子になります。しかし、もたれ方が中途半端だと、頸や背腰部に負担がかかることがあります。美容室や歯科のリクライニングで長時間になるときは、途中、倒し方を変えてもらうことも考えに入れるとよいでしょう。

④あぐら座りの注意点

　あぐら座りには、背すじが伸びて両座骨の上に重心が下りていれば、長時間座るのに適した姿勢です**（展示3-11）**。ただし、股関節の動きが硬く開きが悪いと重心が座骨の後方に下りるようになり、背腰部の筋を緊張させないと、この姿勢を保つことが難しくなります。その場合には、座布団を2つ折りにして座骨の下に敷くようにすると楽に座ることができます。

⑤正座の注意点

展示3-11 あぐら座は、骨盤と背すじが立てられれば楽な座り方

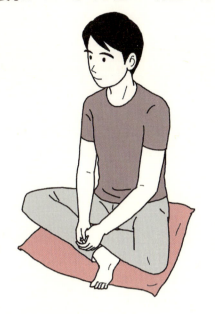

　股関節の開き方が十分でないと、上体の重心が坐骨後方にズレて、背骨の直立を保つことが困難となる。ときどき前後・左右に身体を揺らして、重心の位置と背中の緊張がないかを確かめる。
　股関節が硬い人は、お尻の下だけに座布団を当てると腰が立てやすくなります。

展示3-12 正座は背すじを伸ばし手を使える安定した座り方

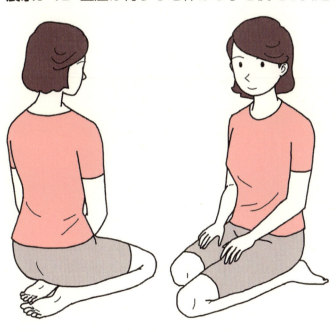

　左の後背図では、左足先が前に出ている。右の前面図では左膝が少し前に出ている。これは、左腸骨が後下方に歪み、坐骨が前方に引き出された所見である。したがって、重心が少し左に偏り、左脚のほうがつらくなる。

第3展示室　腰の構えを調え、腰を支える力を取り戻す

正座は膝や足の関節に負担がかかる座り方ではありますが、骨盤や背骨を楽に立てられます。この姿勢ではあぐら座よりも広い範囲に手が伸ばせ、元の位置に戻すのも容易です。年配者には、慣れると便利な座り方の1つです。さて**展示3-12**では、まったく別の視点で正座について紹介しました。

●骨盤の左右の歪みや上体の捩れは、座り姿を観察して判断する

・正座していると片方の足（脚）だけがつらくなってくるケースがあります。この場合、膝や股関節あるいは脚の問題と思われがちですが、骨盤の歪みによって片側の脚に負担をかけているケースがあります。脚がつらくなる側の腸骨の歪みによって坐骨が前方にズレるのです。骨盤の左右の歪みは、腰痛症の原因のひとつでもあります。

・腰痛の原因となる腰の構えのひとつである「上体捻れ（Ⅲ型）」を観察するには、後背側から椅座位（椅子に座った姿勢）や正座位を見るとよくわかります。左右の背中の盛り上がり方や肩の高さの違いを観察すればわかりやすいのです（**展示3-12、3-13**）。

・骨盤の左右の歪みは椅子に座っているとき、どちらの脚を組みたくなるかという所見となって現れます。椅子に座る時間が長くなると腰や背中がつらくなる人は、座ったときの左右の膝の位置を見ます。右側が前に出ているようなら、右の坐骨が前方にズレて座っている証拠です。車の運転が長時間に及ぶ人であれば、運転中のペダル操作時の座り癖が原因かもしれません（**展示3-13**）。

　座っているときの腰の構えの崩れは、すべて骨盤の後傾とそれに続く腰椎の後弯化です。腰椎後弯・骨盤後傾型＝(Ⅱ型)への崩れが長時間続くと腰殿

展示3-13-1　椅子に座ったとき、右膝が前に出れば坐骨も前方へズレる

椅座位で
右脚を
組めば……

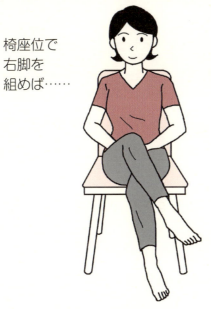

展示3-13-2　骨盤の左右腸骨の後下方の変位は坐骨を前方にズラす

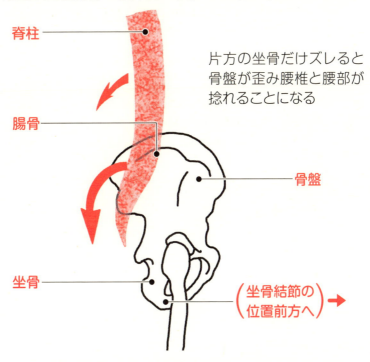

脊柱

腸骨

坐骨

片方の坐骨だけズレると
骨盤が歪み腰椎と腰部が
捻れることになる

骨盤

（坐骨結節の
位置前方へ）→

第3展示室　腰の構えを調え、腰を支える力を取り戻す

部の筋と背腰部のスジ（筋肉の連なり）への負担が大きくなり、腰痛へとつながります。

　その他の崩れ（上体捻れ型＝Ⅲ型・骨盤片寄れ型＝Ⅳ型）の展示に移る前に、腰の構えを元に戻す（本来の構えにリセットする）運動法を紹介します。

☞ 「お尻持ち上げストン」の操体法（そうたいほう）は、腰の構えをリセットする

　今も愛好者が多い健康体操「操体法」のこの動作**（展示3-14）**では、
① 仰向けに寝ている間に「前弯・前傾の腰の構え」は、解除されます。
② 次に、腰を浮かしながら、肛門を締めて腹圧を保つとき、腰殿部の筋と腸腰筋が一斉に緊縮し、腰の構えは正されます。この腰の構えを立位や座位でキープできれば、腰を支える力は安定して発揮されます。
③ 「お尻をストンと落とす」で、腰を支える筋の収縮性が回復してきます。

☞ バランスボールは、腰の構えを復元し、筋やスジを回復させるのに効果的

　バランスボールによる腰の体操は、骨盤や脊柱の直立を保持する筋やスジの伸縮性を回復させます。バランスボールに腰掛けて腰を前後、左右に回旋させると腰の構えは大きく揺られ、腰を支える筋やスジは伸縮します。そして、腰を本来の構えに戻します。この復元運動で腰に柔軟な対応力が戻ります**（展示3-15）**。

3 「上体の捩れ（Ⅲ型）」タイプの人の腰痛症とその対応

　同じパターンの腰痛をくり返す中高齢の人のなかには、ここまで紹介してきた腰椎の前弯／後弯あるいは、骨盤の前傾／後傾といった前後への崩れがあまり顕著でない人もいます。この人たちの背中を椅座位や正座位で観察すると、片方の肩が下がって見えたり、背中の片側の筋肉が盛り上がったりし

展示3-14 「お尻持ち上げストン」の操体法で腰の構えをリセット

腰を15cmほど浮かした位置で、肛門を締めたまま3～5秒止めたあと、急に力を抜いて腰をストンと落とす。息を止めている間、腰を支える筋が協同して緊縮する。

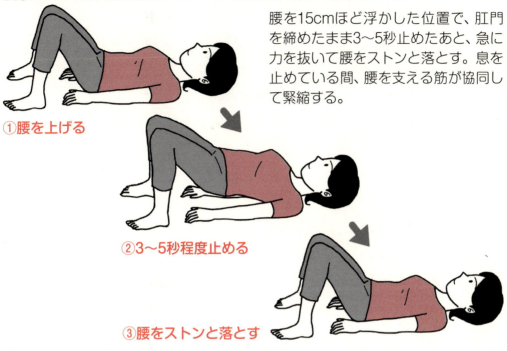

①腰を上げる
②3～5秒程度止める
③腰をストンと落とす

展示3-15 バランスボールは腰の構えを取り戻し、また腰を支える筋やスジの伸縮性を回復させる

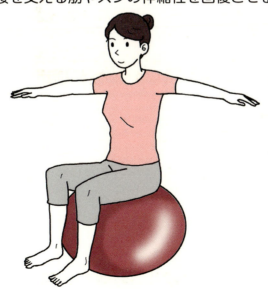

第3展示室 腰の構えを調え、腰を支える力を取り戻す

ている場合が多いのに気づかされます。これらの歪みは体幹の骨格が捩れたときに見られる所見です。これは、長年の労働や生活で、手や体幹を使うときの左右の偏った使い方が、上体の捩れとなったものと思われます（**展示3-16**）。

●「上体の捩れ」タイプの人の腰痛リスクは動作時に高まる

　体幹の捩れ自体が腰痛を引き起こすわけではありません。しかし、〈上肢台座部＝**展示2-30**〉や〈胸腰移行部＝**展示2-29**〉への負担の集中が、腰痛の発症リスクを高めることになります。体幹の捩れを下方で支え、体勢を保つ間にスジや腰の筋への負担が増大し、動作によって発症するに至るのです。

　「上体の捩れ」があっても、腰の構えが崩れたり重心の位置がズレたりすることはありません。座位でも骨盤の位置は安定していることがほとんどです。しかし、腰の骨を起点に背腰部や左右の腋窩線（**展示2-24-1・2**）のスジが、動作時の姿勢が支えられない場合に腰痛が発生します。

☞ 作業中の体勢で歪みが出るので、この姿勢の取り方をチェックします。

・顔面の目や耳のアンバランスな使い方や左右の手（腕）の使い方で〈上肢台座部〉や〈胸腰移行部〉で捩れが生じます。頸の付け根や胸郭を動かす体操で捩れを解消する習慣が必要です。

・また、例えば、右の肩に重いカバンなどを掛けて歩くときには、右の肩甲骨や上部肋骨に負担が大きく、それが長く続くと腰の反対側に疲れが残ります。反対側の腰を支える筋やスジを捉えて手技する、あるいは捩れを戻す体操が腰痛予防になります。

展示3-16 「上体捩(よじ)れ型」では、「頸の筋のこわばり」と「腰殿部の筋」をつなぐ背腰部のスジに注目する

肩先が前下方に傾き、体幹の上方が左右に捩れている。このタイプの腰の構えは安定して見えるが、長くこの姿勢を保つと、頸の左側と腰の筋に負担が大きい。

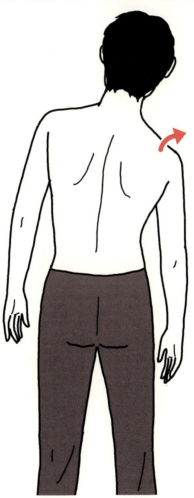

第3展示室　腰の構えを調え、腰を支える力を取り戻す

●「上体の捩れ」で負担が大きなスジは
　　捩れを元に戻すスジでもある

☞ 上体の捩れは、腰の筋を起点にし、体幹の外側を走行するスジによって起きています。このスジは捩れを元に戻すスジでもあり、肩甲骨周りから背中を下り反対側の腰に連なる力線を形成しています。このスジをケアして、このタイプの腰の構えの崩れから来る腰痛に対処します。

☞ 体幹が右捩れのとき、元に戻すには、左腰に手をあて押し下げながら、右手を大きく振りかぶる。右利きの投手が左足を大きく前に踏み出し、まさに投げ下ろそうとしたときの体勢をイメージしてください。腰の構えを元に戻すことになります。**左ウエストにあてがった手掌を押し下げて、左腰を入れるようにする**ことで、上体の捩れを戻すのです（展示3-17）。

　普通に立って右手（腕）を大きく振りかぶれば、左脚の内側とりわけ左母趾に緊張が走ります。右腕を大きく上げるとき、スジの緊張は反対側の左腰、左脚内側のスジと連動して、この動作軸を形成します。

☞ 「上体の右捩れ」が背景にある腰痛症を治すには、左頸に始まって、右の肩甲間部を下り、左腰に連結するスジを捉えます。さらに左腰を起点に、左脚内側を左母趾まで連なるスジを捉えてケアすれば回復することができます（展示3-18）。

　「体幹の捩れ」を背景にした腰痛症は、捩れによって負担が大きい上体のスジを捉える。と同時に、そのスジとは反対側の下肢に目線を移して、連動して緊縮するスジを捉え、ケアすれば効果が期待できます。

展示3-17 捩れを元に戻すには、反対側の背腰部（左腰）を入れ、
右肩を前上方に振りかぶるモーションで捩れを戻す

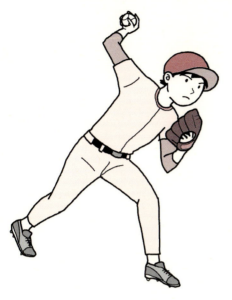

右利きのピッチャーが左足を踏み出しながら腰を入れ、右腕を大きく振り上げるようなイメージの動きをして"捩れ"を元に戻す。

展示3-18
立位で右腕を上げるとき、力線は左腰を経由して左脚内側を左母趾へと走る。

このスジを捉えて伸縮性を取り戻すように手技を行うと腰にも効果的。

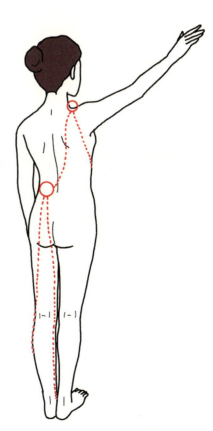

4 「骨盤片寄れ(Ⅳ型)」タイプの人の腰痛症とその対応

　骨盤が左右に寄れたり、片側が前方に寄れたりすると、この腰の構えを保持する筋やスジの負担が大きくなり、腰痛を引き起こします（**展示3-19**）。

　立っている姿は、骨盤が右に寄ると、上体は左側に傾き、頭頸部はまた右に傾き気味に見えます。つまり、骨盤の片寄れを上体で補正する立ち姿になります。

　骨盤の片方が前方に寄れる歪みは立位では見せかけのことが多く、座って観察しなければはっきりしません。座ると当然、左右への片寄れは隠れて見えません。

　"片寄れ"は、左右への歪みも、片側が前方に寄れるパターンも、実は両方が重なって起きることが多く、腰痛の原因のひとつになっています。

● **「上体の捩れ」や「骨盤の片寄れ」がある人の腰痛は、姿勢を正すときに働く筋やスジに注目する。このスジを捉えて対処する**

　右方に骨盤が片寄り、上体を左に倒した姿勢で長時間立っていると体幹や下肢の右外側のスジに大きな負担がかかります。この姿勢の崩れを正すには、負担がかかって痛みを発しているスジとともに、姿勢を本来の位置に戻すスジを捉えて対処するのが効果的です（**展示3-20**）。

☞バランスボールの効果のところ（**展示3-15**）で紹介したように、座位で骨盤の位置を崩し、また元に戻すときに働く筋に注目することが大切です。骨盤の歪みや片寄れが、立ち仕事での身体の使い方の結果の場合は、その姿勢を元に戻す際に働くスジにも注目して対処するのがよいでしょう。**展示3-21**の例では右スジから、両下肢内側とをつなぐスジ全体を視野に入れたケアを考えます。

展示3-19
「骨盤片寄れ型」では、体幹側面を支えるスジへの負担が大きい

　下肢の左右の支持がアンバランスな人の場合、骨盤が片方へ寄れた腰の構えで立つことになる。右図では、右に寄れた立ち方となり、上体は左倒れで、バランスを取る立ち姿になる。その姿勢を保持するには、頸の筋を起点に体幹の側背部を走行するスジに負担が大きい。

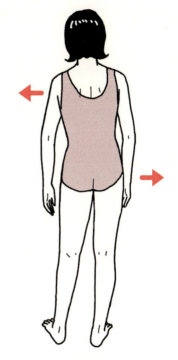

展示3-20
立位での「骨盤の右寄れ」を正すには、右半身のみならず、左下肢内側に連なるスジも視野に入れてケアする

　右頸すじから、体幹の外側を走行するスジを捉える。腰仙部から骨盤を経て両下肢の内側のスジがこの腰の構えを保持している。
　このスジの伸縮不全（こわばり・ひきつれ）を捉えて回復を図る。

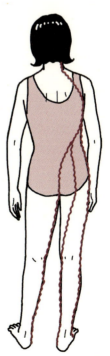

第3展示室　腰の構えを調え、腰を支える力を取り戻す

5 腰の構えの崩れに因る腰痛症に対処する3つの途すじ

　ヒトの直立姿勢は、腰の骨（腰椎と骨盤）がつくる"構え"によって支えられ、保たれています。しかし、同じ姿勢が長く続いたり、軽い負荷でもその姿勢が続くと、腰を支える筋やスジは"構え"を保つことが難しくなり、姿勢は崩れていきます。そして、腰痛症へとつながっていきます。

●腰の構えの崩れから発症に至るプロセスと3つの対処法

①腰の構えが崩れるような座り方や腰掛け方に気をつける

　ここまでの展示で、どんな姿勢を続けるとよくないかは、だいたいわかってもらえたと思います。加えて、腰に負担をかけない机の高さについて紹介しておきます。

・椅子の高さと机の高さの選択は、長時間のデスクワークを強いられる人には、避けては通れないことです。これまで、学校であれ、職場であれ、支給された椅子の高さは各自調整したり、工夫したりして使用されてきました。ところが、近年は、机の高さをいくつか用意し、体格だけでなく、仕事によって使い分けられるようにしてあるオフィスが現れています。

・机を高くし、パソコンや資料の置き方を工夫すれば、頭の位置が前へ落ちてくるのを避けることができ、背中が曲がってくる心配が減ります。そして、椅子の高さを少し高いぐらいにすれば、腰曲がりは防ぐことができます。さらにワンポイントがあります。使用する両肘が少し上がった位置で固定されていることがパソコン作業には都合がよいようです。一方、書記作業や書類に目を通す作業が続く場合は従来の机の高さでよいでしょう **（展示3-22）**。

展示3-21 腰痛症に対処する目標を、姿勢や腰の構えが崩れるプロセスから見つけ出す。イ、ロ、ハのどれかで対処する

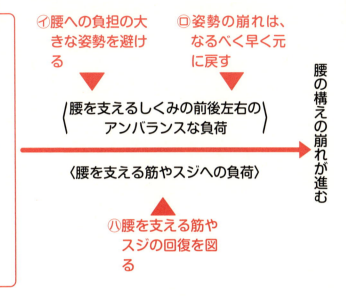

展示3-22 長時間のパソコン作業には高めの机を使ってみる

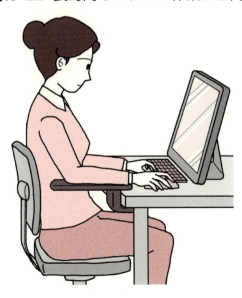

机の高さは、両肘を机上に置いたときの感じで決めるとよい。そして、作業が長くなったとき、顔や手元よりも胸を前に出していく姿勢が維持できるかがポイント。

第3展示室　腰の構えを調え、腰を支える力を取り戻す

②自分の腰の構えが崩れるパターンを知って"崩れ"を元に戻すこと

　例えば、パソコンやテレビの位置が正面ではなく身体を捻って座った場合、布団に入って本を読む場合、腰の構えは崩れます。その姿勢のまま生活すると腰痛を引き起こすことになるので、腰の構えを調え直す必要があります。

　身体全体を動かす機会があれば、姿勢や腰の構えの崩れは自然と解消します。しかし、日ごろ運動する機会のない人は、先に紹介した「腰持ち上げストンの操体法」（展示3-14）やこれから紹介する「腹部深呼吸」を利用して本来の腰の構えを取り戻す習慣を身につけるとよいでしょう。

　その前に「横座りで上体を捻る体操」（展示3-23）と「ベルトを利用した体操」（展示3-24）を紹介します。

☞ **横座りの体勢で、腰の構えに柔軟性を取り戻す体操を行う**（展示3-23）

　横座りは、その体勢で長くいると腰への負担が大きくなる座り方です。しかし、この体勢で、片手を床に、反対の手を上に振りかぶって上体を反らしたりすることで、腰の構えを柔軟にする体操ができます。

☞ **「上体捩れ」を解消するベルトを使った体操**（展示3-24）

　両手でバンドをつかみバンザイの体勢を取り、そのまま上体を捻ったり横に倒したりします。背すじを伸ばしたり、体幹側面のストレッチングをする動きになります。

　次に、バンザイの位置で左右交叉にゆっくり引く運動では、斜め前、斜め後ろと、引く方向を変えて〈上肋台座部〉や〈胸腰移行部〉に揺さぶりをかけます。頸の付け根から体幹の側面を走行するスジの伸縮運動にもなります。

③腰を支える筋やスジの伸縮性を捉えて対処すること

　姿勢や腰の構えの崩れは、腰を支える筋やスジの伸縮性が失われたり、緊

展示3-23　横座りで上体を捻る体操

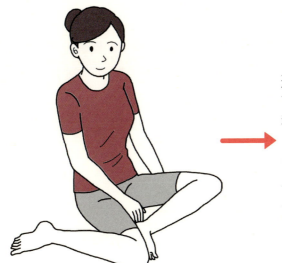

　横座りは、その姿勢のまま長時間過ごすと"腰に負担のかかる姿勢"である。腰の構えを調える体操には利用できる。
　この体勢から右腕を右上に振り上げたり、胸を反らしたりする。また、反対に脚を組み直して左側も行う。上体を捻ることで、体幹とりわけ股関節や腰の構えの柔軟体操になる。

展示3-24　「上体の捩れ」と「背曲がり」を正すベルトを利用した体操

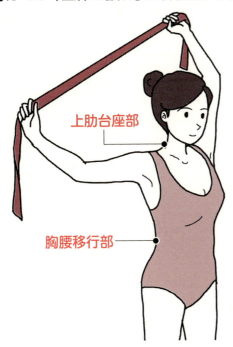

上肋台座部

胸腰移行部

　上に伸ばした両手でベルトをつかんで軽く引っ張ると背すじが正される。そのまま体幹を回したり、左右交互に引くことで、体幹側面まで、走行するスジが伸縮するのを実感できる。

第3展示室　腰の構えを調え、腰を支える力を取り戻す

縮力が回復しないとき、徐々に進行します。そして、腰痛の慢性化や再発となって現れます。とりわけ、体型や普段の姿勢が定着している中高年になると、左右の手の使い方や上体の捻った使い方が長年にわたるため、多少なりとも体幹の歪みは生じます。問題は、この歪みが腰の構えの崩れとなって腰痛につながるケースです。長年にわたる身体の使い方が"崩れ"を引き起こした場合、"本来の姿勢"といっても、容易に元に戻せるわけではありません。しかし、腰の柔軟性を取り戻し、腰痛の再発リスクを減らすことは可能です。

☞ 四つ這い体操で、腰の柔軟性を回復する

　立位での動作になると、どうしても腰の構えができてしまいます。"構え"を解き、腰に柔軟な動きを取り戻すには四つ這いになって行う体操をおすすめします。

①両手・両膝を立て、体幹の力を抜くと背中が反った「腰椎前弯・骨盤前傾型」＝（Ⅰ型）の腰の構えになります。ただし、高齢者になるとアゴを突き出した姿勢の人も多くなるので、頭を軽くもたげて、脇腹をゆっくり横に動かします。今度は、殿部を横に大きく動かします。腰殿部のスジが伸ばされるのが実感できるでしょう（**展示3-25-①**）。

②左肘を着いて左肩を下げ、顔を右上に大きく振り仰ぐことで、体幹を捻る動きになります。右頸すじから左股関節にかけて緊張が走ります。体幹が硬い人では、腰部の捻りが起きません。慢性の腰痛者は腰の動きが固まった人が多く、この運動は効果的です（**展示3-25-②**）。

③四つ這いの体勢から、頭を下げたまま、腹をゆっくり持ち上げていきます。息を吸い込みながら一番上まで持ち上げたら、数秒間息を止めたあと、急に力を抜いて元の四つ這い姿勢に戻ります（**展示3-25-③**）。

展示3-25 四つ這いで体幹を動かし、腰の構えを揺さぶる

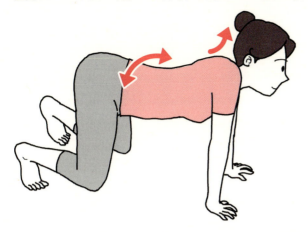

①頭をもたげて、背すじを反らす。また緩める。今度はゆっくり脇腹を横に動かす。

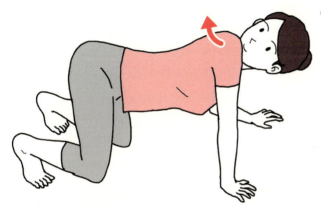

②左肘を曲げ、右上を振り仰ぐ。右頸肩部から左腰殿部にかけて体幹が捻られるが、体幹が硬くて捻りができない人は、左の腸腰筋や大腿の内転筋ばかり引っ張られる感じがする。

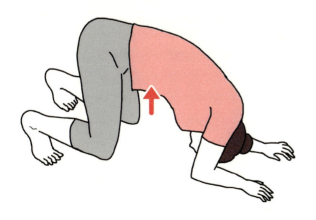

③ゆっくり腹を持ち上げ、持ち上げ切ったら数秒止めてから、急に緩めて元の四つ這い体勢に戻る。

※数回くり返せば、十分効果があります。

第3展示室　腰の構えを調え、腰を支える力を取り戻す

- ●四つ這い体操では、ストレッチングと操体法という2種類の技法を
  利用して、体幹を走行するスジのこわばりやひきつれを緩める

　ストレッチングがこわばりの強いスジを引き伸ばすことによって腰の柔軟な対応力を回復させるのに対し、操体法は、スジを逆に数秒間緊縮させたあと、急に脱力して伸縮性を回復させる効果があります。

☞仰向けに寝て膝を立てて行う体操では、ゆっくり右に深く倒せば左腰殿部を走行するスジのストレッチングになります。このとき右腕を大きく左に回せば、体幹を左に捩る動きになりストレッチ効果を高めます（**展示3-26**）。

　一方、倒す膝の右側に壁や家具があるように寝て、そこに右膝を強く押し当てれば、軽くお尻が浮きます。この体勢を数秒保持したあと、急な脱力をするのが、操体法のやり方です。操体法では、楽にやれるほうの動きで行うという原則があります。左側に倒したほうが楽であれば、左バージョンで行います。

- ●四つ這いには、体幹の左右への歪みが現れる。体幹を左右に
  捩って側面を走行するスジの「こわばり」と「たるみ」を観察する

　中高齢者で腰痛が慢性化した人の腰は柔軟性が失われ、動作の変換時に腰痛を再発させるケースが多いようです。四つ這い姿勢になると体幹を緩めたまま脊柱や腰を動かせます。体幹や胸郭の歪みや左右に不均等のある人にはお勧めできます。

　腰を起点にして体幹を走行するスジは、頸部や腋窩部へと走行しています。**展示3-27**の四つ這いの体勢では、体幹側面から側頸部のスジにこわばりやひきつれが感じ取られるポーズです。また、四つ這いになると自然に左右どちらかに寄れていくことがあり、これでスジの状態を観察することができま

展示3-26 仰向けで膝を立てて行う体操のほか、操体法を利用して体幹側面を走行するスジを緩める

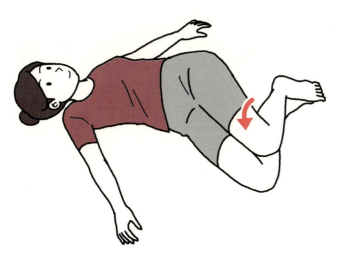

このポーズで、右腕を左に回せば体幹を捻るストレッチになる。両足底は床に着けたまま膝を右の壁などに押しつけるポーズが操体法ということになる。

※3〜5秒間保持したあと、脱力する運動を数回くり返します。

展示3-27 四つ這い姿勢では、体幹の左右側面のスジのこわばり、ひきつれをとらえることができる

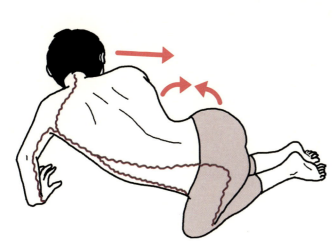

四つ這いでいると、脇腹が片方に寄れる場合がある。左なら体幹の左側を走行するスジの「たるみ」が考えられる。自分で右に脇腹を移動させると右のスジのこわばり、ひきつれが強い場合がある。

す。

　自然に左側に寄れていく場合には、左側頸部から腋窩・体幹側面を走行するスジが「たるんでいる」か、反対側（右）のスジの「こわばり」が強く、右側のスジにこわばり、ひきつれが感じられるはずです。この場合、自分で右側に脇腹を移動させてみると右側のスジにこわばり、ひきつれが感じられるはずです。

案内板3

　展示3-28には、"腰の構えの崩れ"のタイプによって、腰を支える筋やスジのどれに負担が集中しているかを一覧表にして示しました。タイプ（Ⅴ）および（Ⅵ）は高齢者特有の腰の構えの崩れです。次の［第4展示室］では、緊縮力不全の筋やスジを捉えたうえで、どう腰を支える力を取り戻すかという課題をテーマにした最終の順路になります。

6　深い吸息で、姿勢を調える。深い吐息で、腰を据え直す

●浅い呼吸になりがちな現代の生活。深くゆっくりした呼吸を取り戻すことで、姿勢も調えられる

　現代は、長時間のデスクワークや乗り物での移動など、腰掛けての生活が多くなっています。また、精神的な緊張場面が多く、呼吸は浅くなりがちです。そのうえ、大声で談笑したり、運動したりする機会がなければ、深い呼吸がないまま一日を過ごすことになります。そこで、生活の中に深くゆったりとした呼吸を取り戻す必要性があると言われ、またいろいろな方法で実践されています。

　ところで、深い呼吸は、1回の呼吸量を上げて健康増進に役立つばかりで

展示3-28 腰の構えの崩れと腰痛症の発症リスク一覧

腰の構えの崩れ方	「腰の構えの崩れ」と「腰を支えるスジへの負担」
（Ⅰ）腰椎前弯・骨盤前傾型タイプ（展示3-2）	中年期にかけて多く見られるのがこのタイプ。立っているときの負担が腰仙部に集中し、腰椎の変形が進む。また、腸腰筋にも負担がかかり続ける。
（Ⅱ）腰椎後弯・骨盤後傾型タイプ（展示3-4）	背腰部のスジに起きている間じゅう負担がかかる。「骨盤の後傾」が進むと、さらに負担は大きくなり腰痛のリスクは高くなる。
（Ⅲ）上体捩れ型タイプ（展示3-16）	例えば右肩が前下方に落ちると、右腰殿部に負荷がかかるが、この姿勢を保持する間、反対側の左腰殿部は緊張を強いられる。後背側の左右を支えるスジの負担が腰痛の発症リスクを高めることになる。
（Ⅳ）骨盤片寄れ型タイプ（展示3-19）	立位では骨盤が右に片寄ったとき、上体は反対側の左側に傾いて左腰に上体の負荷がかかる。しかし、この姿勢を保持する間は、腰殿部の右側方のスジの負担が大きくなり発症リスクを高める。
（Ⅴ）年寄りの腰曲がり（タイプ①）／上体前屈み型	腰曲がりは、長年の顔面と手（腕）を使った作業の負担が集中する[胸腰移行部]で発生する。この部の歪みや前屈で腰痛が発生する。しかし、ここに上体の捻れ（Ⅲ型）が絡むとさらに腰痛症は重症になる。
（Ⅵ）年寄りの腰曲がり（タイプ②）／上体後退型	腰が上体を支えられなくなると、腰曲がりとは反対に、上体を後方に退かせ立位を保つ。この姿勢を保持するとき、腰にかかる負担は背腰部のスジと腸腰筋に集中する。

（注）高齢者の腰の構えの崩れタイプ（Ⅴ）およびタイプ（Ⅵ）については、次の［第4展示室］で詳しく案内します。

はなく、上手に行えば、姿勢を正すことができます。また、深い腹部呼吸は、下肢に貯まった血液・リンパ液を吸い上げ体幹への還流を促す効果があります。ここでは、そんな「**腹部深呼吸**」のやり方を紹介します。

●腹部の呼吸運動は、「腹部ボール」の膨張と収縮によって担われている

　呼吸運動は、肋間筋などの胸部にある筋と、横隔膜の伸縮を中心にして行われています（**展示3-29**）。また、横隔膜の伸縮／上下運動に同調して腹壁の筋も働く動きがあり、これを「**腹部呼吸**」と呼びます。激しい運動の際や高熱時には、胸郭呼吸も腹部呼吸も切迫します。これらはあくまでも自律的に行われている呼吸運動です。これを意図的に深くゆったりと行うのが「深呼吸」です。因みに深呼吸を腹部の動きにウエイトを置いて行う場合を「腹式深呼吸」と言います。

　腹部ボールは、腹部内臓をすっぽり包む筋肉の袋です（**展示2-21**）。この袋は、上面（横隔膜）、左右側面（腹斜筋、腹横筋など）、前面（腹直筋）、後面（腸腰筋）、そして下面（骨盤底筋）といった6面を構成する筋群で成っています。「腹部呼吸」とは、実は、胸郭と横隔膜といった自律性をもった動きに引きずられながらも呼吸運動に同調する運動で、腹部ボールの膨張と収縮がその実体です。そして、腹部ボールの後面（腸腰筋）と下面（骨盤底筋）の動きは、自分の意思によって行う随意運動です。

　展示3-30に、腹部の深呼吸を、腹部ボールを念頭に行えばどういう動きになるかを紹介してみました。また、以下には深い吸息と吐息（深い呼息）によって、腰の構えを調える方法を紹介します。

●深い吸息によって姿勢を正す（立位か座位で行う）

（イ）口を閉じ、鼻からゆっくり、力強く空気を吸い込んでいく

　目は半開きか閉じるかで、全身の脱力をして鼻から吸息する。鼻から入っ

展示3-29　自然呼吸時の横隔膜と骨盤底筋の動き

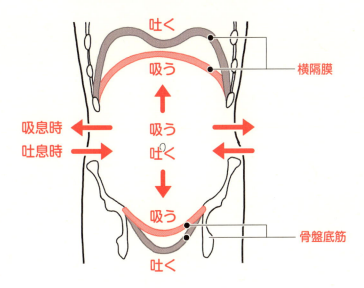

左右側面は深呼吸するときに動く。

展示3-30　深い呼吸時の「腹部ボール」の動き

腹部ボールの構成 呼吸の位相	上面 (横隔膜)	下面 (骨盤底筋)	左右側面 (腹斜筋)	前面 (腹直筋の深層)	後面 (腹横筋と腸腰筋)	腰の骨の動き
〈吸息相〉〜〈止息〉	緊縮しながら下方へ	弛緩したまま	伸張しながら側方へ膨らむ	緊縮しながら前方に膨らむ	立位では腰の筋として緊縮	上体が起き、腰椎は反る
	下方で緊縮状態	立位では最後に緊縮して上方へ	膨らんで緊縮状態	緊縮して膨らんだまま	最後まで軽く緊縮	骨盤は最後に少し後傾
〈吐息相〉	弛緩しながら上方へ	弛緩したまま	急に緩んでいく	緩んで後方へ	緩みながら後方へ	腰椎は少し後弯
	上方で緊縮状態	最後に緊縮して上方へ	吐き切るとき捩る	吐き切るとき緊縮	最後には緊縮する	骨盤は最後に後傾

（注）下面（骨盤底筋）と後面の腸腰筋の動きは随意（自分の意思によって動かせる）運動である

第3展示室　腰の構えを調え、腰を支える力を取り戻す

てきた空気が咽喉部から気管、肺と入る。吸った息の感覚は立てた首すじ、背すじと伝播し仙骨部に至る（**展示3-31**）。

（ロ）吸い込み終わったら、肛門を締めて止息

立位であれば、肛門を締めた瞬間、力感が踵（かかと）まで走るのが感じられる。

（イ）から（ロ）のプロセスで脊柱は少し反らされ、骨盤は直立する。椅座位であれば、（ロ）のプロセスは行えず、（イ）の脊柱を立てるだけで終わる。

（ハ）1秒から数秒の止息のあと、ゆっくりと吐息していく

この際、口は半開きにして吐いていくと、吐き切ったときには、上体は緩んで上腹部が凹み、脊柱はやや前屈する。

（ニ）吐き終わるのに合わせて、口を半開きのまま腹周りから腰をいっせいに緊縮させ腹圧をかける

腹周りを絞り上げることが内臓を押し上げることになる。肺の下葉も押し上げられることになり、残気が排出される。（ハ）から（ニ）のプロセスで、脊柱と骨盤は立て直される。立位でも、座位でも腹圧を緩めたとき、腰の構えが据え直された位置に収まっているはずである（**展示3-32**）。

「腹部ボール」の全体を使い、脊柱と骨盤が据え直される深い腹部呼吸を行います。数回行うだけでも、身体が温まり軽く汗ばむようであれば、腰痛症の養生として有効です。

☞この深呼吸を生活の随所に取り入れることで、本来の呼吸運動を取り戻すことができます。また、深い呼息と吸息のくり返しが「フイゴ」のように働いて下肢から腹腔への血液の還流を促し、脚腰の新陳代謝が高まります。

展示3-31　深い吸息時、吸息とともに脊柱に下る力感

空気を吸い込んだ感覚が、頸すじ・背すじに伝わり脊柱を下り背筋が伸びる。

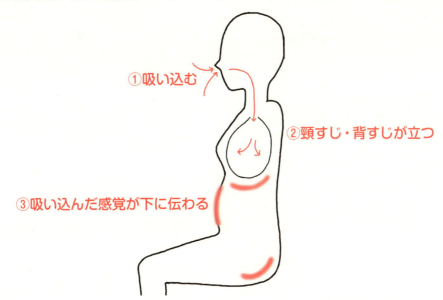

展示3-32　深い「腹部呼吸」では、脊柱や骨盤底筋の動きも起こる

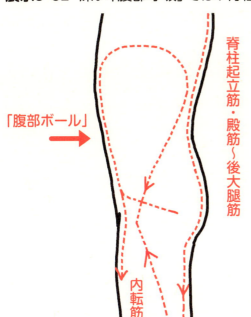

立位では、深い呼息でも、吸息の最後でも肛門を締めることで骨盤筋を緊縮させることができる。この深い腹部呼吸によって、腰を支えるしくみ（A）と（B）（45ページ・**展示2-6**参照）は、（C）腹部ボールの膨張と緊縮によって一体となり、腰を支える力は完ぺきとなる。

第3展示室　腰の構えを調え、腰を支える力を取り戻す

第4展示室

筋やスジの
回復を図り、
腰を支持する力を保つ

〜 腰の衰えはさまざま。どこを捉えて支持力の回復を図る？ 〜

・長時間立っていたり、長歩きもつらくなってきた
→腰を支える筋やスジのつらいのはどの辺りの筋？

・足腰が冷えやすく、冷えると腰がおかしくなるようだ
→足腰の血液・リンパの流れを促す。どこをどう温めるのが効果的？

・腰痛のほうはなんとかなっているが、最近、転びやすくなっている
→姿勢の取り方によって、力が入らない筋やスジがあるはず

・年をとるにつれて、腰曲がりが徐々に進んできたようだ
**→「前屈み」に、「上体の捩れ」が加わると腰の痛みは増す。
どのスジをケアすればいい？**

1 腰の支持力回復が、腰痛症克服の基本

●腰痛症状の軽重は、「腰にかかる負担」と「腰を支持する力」、2つの力のバランスが関係している

　腰が重い。腰が立たない。腰が動かせない。腰痛の症状はさまざまですが、痛みがひどくなったり、軽くなったりする背後には、**「腰にかかる負担」**と**「腰を支持する力」**のバランスが関係しています。

　慢性化した腰痛症では、腰の痛みがひどくなったり、ほとんど消えてしまったり、また治ったと思っていたらいきなり再発したり、ということがしばしばあります。腰痛症状は一定ではなく、経過も一様ではありません。

　このような腰痛症状の変転の背景には、どのような要因が働いているのでしょう。右の（**展示4-1**）に、ひとつの考え方を提示しました。

　この考え方は極めて抽象的で大雑把ではありますが、"腰痛症状の変転"を理解するうえで有用です。**「腰にかかる負担」**と**「腰を支持する力」**2つの要因の凌ぎ合いで、**腰痛症状は治まったり、悪化したりすると考えます**。「負担」が「支持力」を上回れば、腰痛が発生（再発）します。

　そこで、「腰にかかる負担」を軽減し、「腰を支持する力」を回復させて、慢性化した腰痛症に対処するのです。例えば、腰の構えの崩れが進行すると、腰を支える筋やスジに負担が集中し、腰を支える力は低下して、腰痛の発生（再発）リスクが高まります。

●"腰を支えるしくみの老化"は、腰の支持力を減退させ、腰痛の回復を妨げる大きな要因となる

　年をとると、"老化現象"といわれる身体の変化が出てきます。"老化"は、腰を支えるしくみ（A）や（B）にも現れ（45・123ページ参照）、疲労は抜

展示4-1 運動器症状は［消耗要因］と［回復要因］の凌ぎ合いで、変転する。腰痛症状の変転も同様

（表1）腰痛症状の消長は「腰の支持力」と「腰にかかってくる負担」、2つの要因の凌ぎ合いで決まる

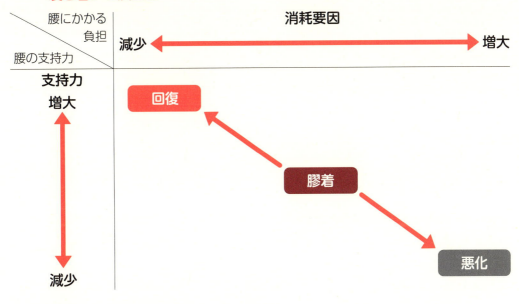

（表2）「腰の支持力の回復」あなたはどう図る？

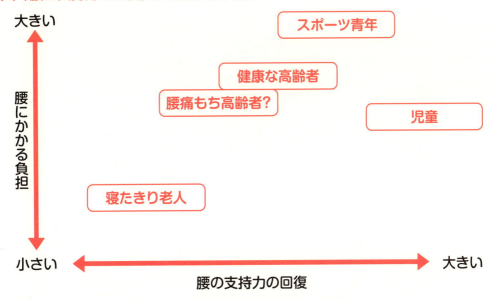

第4展示室　筋やスジの回復を図り、腰を支持する力を保つ

けにくくなり、長く立っていたり、手足・体幹の動きを支えているのが困難になります。姿勢や動作を支える筋やスジに入ってくる血液やリンパの還流が年をとると遅くなり、筋の疲労が抜けにくいのが大きな理由です。

　姿勢や腰の構えの崩れも高齢者特有の形をとって現れます。腰曲がりはいくつかのパターンで出現しますが、いずれも腰を支えるしくみに負担をかけ、腰痛症の原因になります。

　"老化"は、また、腰を支える筋やスジの伸縮性の低下という形で現れます。同じ姿勢を長く保てなかったり、とっさの動作がうまくいかず、転倒や腰痛を引き起こす原因になります。

　この展示室では、"老化"を、腰を支える力を妨げる要因と考え、腰痛症を治める途すじをさぐっていきます。しかし、その前に、ここまでの展示ではっきりしてきた腰痛症の成り立ちを確認しておく必要があります。何がどうなれば、腰を支持する力を回復できるか、自分の場合はどうでしょう。

　　右に2つの質問表（123・125ページ参照）を用意しました。質問に答えながら、自身の対処の目標を明らかにしていってください。

2 腰を支える力の衰えを回復させる3つの課題

「腰を支える力」を各展示室では、以下のように紹介してきました。

　[第1展示室]　では、腰を支持する骨、関節と、腰を支える骨と筋の協同した力を念頭に、「瞬発力」「持久力」「柔軟な対応力」に区別して理解する考えを紹介しました（**32〜34ページ**）。

　[第2展示室]では、腰を支えるしくみ（A）と（B）に腹部ボール（C）が協力し合って腰を支えている姿を紹介しました。

　[第3展示室]では、腰にかかってくる負担を腰みずからが構えをつくり

質問表（その1）

あなたの腰は、どんなときどの辺りが痛みますか？
（第2展示室で展示した図〈再掲〉を参考にして自己判断ください）

▷ **どんな姿勢、どんな動作で、腰のどこがつらくなる？**

（　　　　　　　　　　　　　　　　　　　　　　　　）

▷ **腰を支えるしくみ（A）と（B）。発症時にはどこに
　　負担が大きい？**

腰・関節は、不均衡な負担がかかると弱い

- 腰の骨（腰椎・骨盤）
- 腰椎上端（胸腰移行部）
- 腰椎下端（腰仙部）
- 股関節（右／左）

（　　　　　　　　　　　）

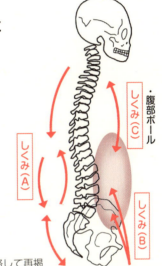

※展示2-6　一部省略して再掲

筋・スジは伸びた位置での緊縮に弱い

- 後背側を支えるスジ
  （第1側、第2側、第3側、第4側は後腋力線）
- 殿筋（右／左）
- 腸腰筋
- 腹筋（深層）

（　　　　　　　　　　　）

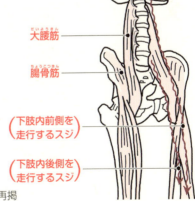

※展示2-12　腰を内側で支える腸腰筋（大腰筋と腸骨筋）再掲

第4展示室　筋やスジの回復を図り、腰を支持する力を保つ

変えて対応する姿を紹介しました。

　しかし、年をとると、腰を支える力も衰えてきます。この展示室では、"老化という腰の支持力の衰え"にも注目して、腰痛症に対処する途すじをさぐります。その課題は3つあります。

（課題1） 腰を支える筋やスジ（筋の連なり）、あるいは関節などの諸組織を循環している血液、リンパの流れを促す。

（注）体循環のうち、静脈血やリンパの流れは、筋・関節の動きによって促進されている。

（課題2） 初老期に入って始まる"腰曲がり"などの姿勢や腰の構えの崩れに対処する。

（課題3） 腰を支える筋やスジの伸縮性や緊縮力の回復を図る。

案内板4

　3つの課題に対応した方策を考えていきます。また、対処のポイントをダイジェストした事例で紹介します。

　質問表に答えながら、自身の腰痛の正体と対処法の目標がはっきりしてきましたか？　次に3つの課題のそれぞれについて対応策を考えます。中高齢者では多くの場合、原因はひとつとは限りません。腰を回復するのにタイムリーな要件（安静にする、無理な姿勢や動作を控える、冷やすか温めるか、運動のやり方等々）を捉えて対処します。著者の臨床録から"腰を支持する力の回復"に焦点をあてた事例を5つ選んで紹介します。

質問表（その2）

どの筋、どのスジに伸縮性や緊縮力の低下がありますか？

▷ 体幹の後背面で腰を支える、どのスジが問題？

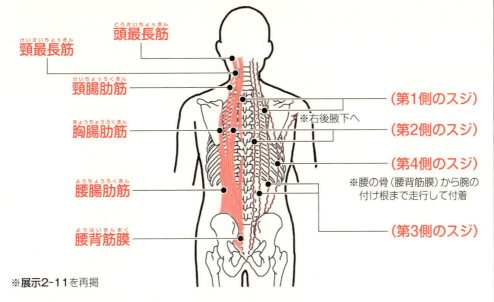

※展示2-11を再掲

▷ 体幹後側面で腰を支えるどのスジが問題？

「腰を支えるスジ」の実体は、上体と下肢を連動する筋のつらなりでもある。

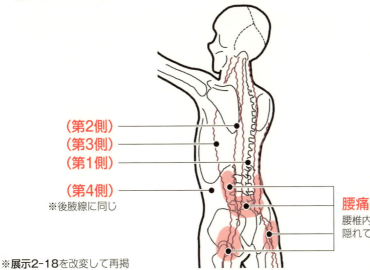

※展示2-18を改変して再掲

第4展示室　筋やスジの回復を図り、腰を支持する力を保つ

3 足腰の血液・リンパの還流を促す方法

　筋肉や関節は大きな負荷がかかって疲れても、細かな傷も、しばらく安静にしていれば、血液・リンパが修復します。ところが、腰の場合、負担が集中する関節を支えているのは、深層の筋やスジです。姿勢を保持する深層の筋やスジは一般に疲労しにくいのですが、いったん疲弊すると回復が遅れます。血液やリンパの循環が遅くなる中高齢者では、足腰の還流が特にスローダウンしがちになります。安静にするだけではダメです。

●ストレッチング等の大きく、ゆったりした運動で関節が動き、関節を支える深層の筋（線維）にも血液やリンパが引き込まれ回復が促される

　腰痛があるときは、いざ動き出すと再発しそうで、立位で大きく身体を動かせない場合もあります。また、高齢者では、上体や足腰の関節が固くなり大きな動き自体が難しくなります。そんな場合には、仰向けやうつ伏せでの体操を中心に行います。

●腹部ボールの「深い吸息」と「強い吐息」が、足腰の血液・リンパの還流を促す

　腹部の深呼吸の効用を、前の展示室では「姿勢を正し、腰の構えを調えること」にポイントを置いて紹介しました。周知のように、この呼吸法には「肺活量を上げ、心肺機能を強くする」効果が期待できます。しかし、期待できる生理的効果は、それだけに止まりません。横隔膜の大きな上下運動に同調した腹部内臓の搾り上げと弛緩の交互運動は、腹腔内の**陽圧**（内部の圧力が外部の気圧よりも高い状態）と**陰圧**（内部の圧力が外部より低い状態）をつくり出し"フイゴ"のような働きをすることになります。

　腹部の深い呼吸運動で"フイゴ効果"が生まれれば、静脈血を腹腔に吸い

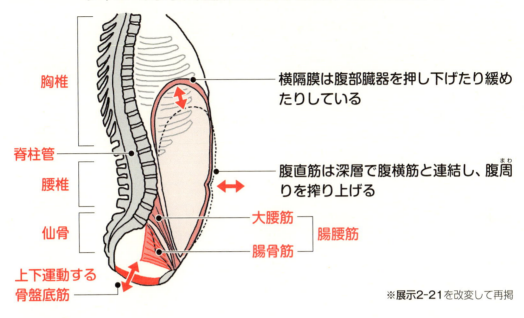

展示4-2 腹部ボールは、腹周りを搾り上げ、また膨張させ"フイゴ"のように足腰の血流を大静脈や心臓に還流する

※展示2-21を改変して再掲

事例集　腰を支持する力を取り戻す

　私の臨床経験の中から「何が腰の支持力を取り戻させたか」に焦点を当て、ダイジェストで紹介します。

腰痛の事例④
腰を支える力を"内側から立て直す"ことで治まったケース

Sさん（初診時49歳　男性　大工兼農業）

●20年あまり前、中国地方山間部の町に、毎月往診していた折に診ていた方です。当時は大工仕事が忙しく、山間部の現場を車で回っておられました。「最近よくギックリ腰になる」「腰は年中重い」ということで診ました。背がヒョロッと高く、「腰をしっかり立てているのは億劫」といった感じです。「たまの休みでパチンコをしていたら立ち上がれなくなった」ともおっしゃっていました。操体法で腰の構えを調えたり、腰に自家灸をするように指導して症状は治まるのですが、完治しないまま、当地を訪れる機会がなくなってしまいました。

129ページに続く→

上げる効果が期待できるのです。そして、手足・体幹の大きな動きをともなうことなく腹部の深呼吸運動で血液・リンパの還流が促進されるのです。

　この効果は、しっかりやれば数呼吸で実感できます。身体が温かくなるのです。

●一般に、温めると血流が促進され、冷えると筋やスジは 「こわばり」が増し、血流は抑えられ、腰痛は顕著になる

　伝統医学の診断に「腎虚証（じんきょ）」という病態概念があります。これは、腎臓病や膀胱（ぼうこう）疾患というより、年をとって小便が近くなったり、足腰が冷えやすくなったり、精力減退気味であったりする体調や体質をいいます。「腎虚証」には、「腰が疲れやすく、しばしば痛む」という症候も含まれています。

　事例④に取り上げたSさんは、ちょうどこのタイプの患者さんでした。そして、屋外の作業で冷えると腰痛も起きやすいので、日ごろから足腰の血流をよくする養生法が必要でした。冬期の現場では、腰殿部に［貼るカイロ］を貼り、帰宅後は長めの入浴で、足腰全体を温めることを日課にされていたようです。

●「自分の場合、どこを温めれば楽になるか」 　効果的な場所をさぐり当てるには……

・症状の強いところをケアする

→**事例⑤**のMさんが、楽だからと好んで貼ったのは、「左側の殿部、太ももの後側、膝下外側」でした。これは坐骨神経痛の症状が強く出る場所に一致していました。

・症状の発生元を探して対処する

→Mさんの［貼るカイロ］の貼り方は、坐骨神経痛の症状を軽減するには一定の効果がありました。一方、私が対処したのは、症状の発生元の左腰部

> **腰痛の事例④（続き）**

● 数年後、「最近も腰痛がぶり返して、仕事を休んでいる」「1週間ほど上京するので診てもらいたい」という受診依頼がありました。近隣の旅館に泊まり込んでの通院となりました。通院前後は「やることもないから」と言って午前中1時間、夜1時間、毎日2回の長湯をしました。冬だったので、上にシャツを着たままの下半身浴を勧めました。私の治療が腰を回復軌道に乗せた面はあったでしょう。しかし、徹底的な温浴が足腰の血流を促し、内側から腰を支える力を回復させたこと、それに運動法との相乗効果が大きかったように思います。

● 5年ほど前、Sさんの自宅を往診する機会がありました。その間5年あまりの月日で頭は白くなっていましたが、腰痛で仕事に出られないようなことはなかった様子です。現在は畑仕事が中心で老母の世話もなさっておられました。たまに腰がおかしくなるので、足腰の温灸と漢方薬を休み休み続けているとのことでした。

> **腰痛の事例⑤**
>
> ## 温湿布の貼布で凌ぎながら、腰の左右のバランスを取り戻して治まったケース
>
> **Mさん（初診時68歳　男性　個人事務所経営）**
>
> ● 初診は、3年前の夏。左坐骨神経痛をともなう腰痛が主訴です。半年後の12月にも同じ症状で来られたので経過を尋ねていくうちに、自宅の座卓での長時間のパソコン作業に因ることがわかりました。座る姿勢を改め、椅子の座面を少し柔らかなものに変えると腰痛は治まりました。坐骨神経痛症状もほとんど気にならなくなっていきました。
>
> ● ところが、翌年の11月末ころ、同じく左坐骨神経痛をともなう腰痛で来られました。今回は、咳をしても患部に痛みが走るほど症状が強く、腰の骨とこれを支える腰殿部の筋やスジを捉えて治療しましたが、左坐骨神経への症状が一進一退をくり返しました。暮れの忙しい時期、両ウエスト部と発症部（左殿部から下肢後側痛）に、[貼るカイロ] を貼って仕事を続けながらの通院でした。
>
> 131ページに続く→

第4展示室　筋やスジの回復を図り、腰を支持する力を保つ

と腰椎を協同して支えている右腰部です。治療後、左右のウエスト部にも[貼るカイロ]を貼るように勧めました。

・血液・リンパの流れを促進する

→事例④のSさんの場合は、足腰全体の還流を促すために長めの温浴「下半身浴」が有効でしたが、冬期には足底や腰部に[貼るカイロ]を貼るのも効果的でした。また、胃腸が弱く、よく下痢する人の場合はへその下や周りの温灸などが腰痛に効果を上げることも知られています。

・筋肉のこわばりを緩め、同時に、足腰の血流を促す

→電磁治療器のいくつかで、この効能が期待できます。この際、パッドをどこに当てるかで当然効果は異なるのですが、先の質問表（その2）の図に紹介したスジの2点を選んでパットを当てると、効果があることが多いようです。

4 "年寄りの腰曲がり"など、初老期に始まる姿勢や腰の構えの崩れに対応する（Ⅴ型）

　[第1展示室]では、青少年期にでき上がった腰の構えが、年をとるにつれて変化していく様子を追いました。そして、**（展示1-13）**では、高齢者の腰曲がりのひとつの典型を示しました。「年をとると足腰が弱り、背中が曲がってきて、こんな姿になる」あるいは、「長年、身体を使ってくると、足腰にかかる負担を支えられなくなり、腰が曲がってくる」と、そんな解説も付けられる姿です。

　ところが、高齢者が増えている今日、街中でこんな姿のお年寄りはあまり見かけなくなりました。その大きな理由は、職場や生活の場の変化につれて、人々の身体の使い方が変化し、腰への負担のかかり方も違ってきていること

> **腰痛の事例⑤（続き）**
> ●正月明けも引き続いて来院がありました。座業が続いたり手に荷物を持って歩くと症状がぶり返すのです。判明した原因は"左殿部から太もも裏にかけての筋肉のやせ"でした。そのため、上体を少し右に傾ける姿勢になっていたのです。左のお尻の下に薄いクッションを置いてバランスを取るように指示しました。これを機に[貼るカイロ]を貼る枚数は徐々に減り始めました。2月末には症状も治まり、通院も不要になりました。

展示4-3 「年寄りの腰曲がり」と「腰を屈めた姿勢」や「背曲がり」との違いを区別して理解する

（脊柱の前後方向への変形に注目）

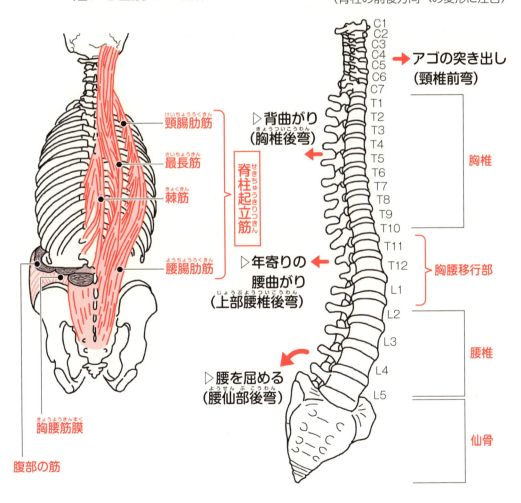

第4展示室　筋やスジの回復を図り、腰を支持する力を保つ

もあるでしょう。

　腰痛症への対応を考えるにあたって、「"腰曲がり"はどう発生するのか」「"背曲がり"とどう違うのか」「"腰を屈めて歩く"ことにどうつながっていくのか」、ここで整理しておきましょう（**展示4-3**）。

・重量が5～6kgある頭部を支えている頸(くび)は、長時間デスクワークなどになると支え切れなくなり前弯を呈する。これが「アゴ突き出し姿勢」
　→頭部を脊柱に保持する「頸部の筋」「背柱の上方の筋」が疲れてこわばってくる。

・「アゴ突き出し姿勢」は「背曲がり（猫背）姿勢」につながることが多い
　→背中全体（第1側、第2側、第3側）のスジ、「背中起立筋」に疲れが広がる ［**125ページ　質問表・（その2）の下図参照**］。

・手作業やデスクワークの際、手と顔面の動きを受けて、体幹は上体の姿勢を保持固定する
　→筋やスジのこわばりは体幹側面の前腋線(ぜんえきせん)や後腋線(こうえきせん)にも広がる。しかし、前屈みや上体捻り姿勢が長く保持したり、あるいは、腕を強く使わないかぎり腰痛につながることはない。

・前屈みが体幹下方に及ぶとき、「腰を屈(かが)める」という表現になる
　→立位で前屈みをするとき、腰殿部から大腿後部に伸びるスジに負担がかかる（**展示2-10**）。

・手（腕）や頸部の動きを背方で受ける［胸腰移行部］への負担の集中が、年寄りになって"腰曲がり"につながる

> 腰痛の事例⑥

成人期に向けて、腰の構えをしっかりつくり上げることをアドバイスしたケース

M君（初診時17歳　男性　身長179cm　体重84kg）

●大学入学を9月に控えたアメリカ在住のR君は、何年ぶりかで帰国。「2カ月前から痛み出している右腰」治療のため、母親の案内で来院。上体を少し右に傾けて入室。ラフな服装の下から、太い腕や太ももが盛り上がっているのが見えました。体幹は、筋力もあり育ち盛りの健康体でした。中学からクラブ活動でときどきラグビーをやっていたそうです。

●2週間前から坐骨神経痛をともなう右の腰痛があり、立ったり座ったり、動きはじめに痛みが走るとのこと（フライト時間が長かったり、荷物を持って歩き回ったせいか）。この経過と右に傾いた立ち姿からみて、ヘルニア等の腰椎トラブルではない**（展示1-20参照）**と判断。問診票を見ながら、診ていきます。

●「中学2年生のときタックルを受け数週間歩くのがつらかった」とあります。診ると、腰椎の右にすべり症がみられるので、そのときの傷でしょう。右腸骨に後傾がみられ、これを正常に戻す処置で、腰痛と右の坐骨神経痛症状は治まりました。また、つらくなったときの安静姿勢（伏臥）と、腰によい座り方と操体法を指導して、その日の診察を終えました**（展示3-14および3-15参照）**。

●4日後、アメリカに戻る前日来院。在日期間中、荷物を持っての移動が続いたせいか、腰の症状は以前の悪い状態に戻っていました。前回の処置で症状は治まりましたが、問題は、腰の構えをこれからしっかりつくっていくことです。腰の構えをつくる四股立ちや太極拳などの武術を勧めて診療を終えました。

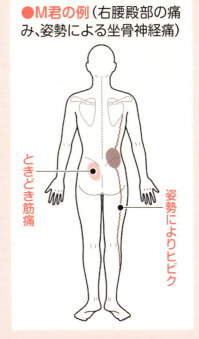

●M君の例（右腰殿部の痛み、姿勢による坐骨神経痛）

ときどき筋痛

姿勢によりヒビク

第4展示室　筋やスジの回復を図り、腰を支持する力を保つ

● **中年期までに"腰の構え"をつくり、初老期以降は、
　姿勢や腰の構えを調えることが再発の防止策になる**

　成人期までに、腰椎の変形症（椎間板ヘルニアや腰椎すべり症）に悩まされても、腰の構えをしっかり作り上げて治しておけば、後年になって腰痛の再発に悩まされるリスクは低くなります。

　ギックリ腰といわれる急性症状は、若いときには、いろいろなきっかけで発症します。ところが、体形が定まった中年期以降は、その人の腰の構えによって、発症のパターンはほぼ同じです。したがって、そのパターンに陥らない養生を心がけておけば、再発はごく稀になるでしょう。一方、腰の構えが崩れたまま生活していると、腰を支えるしくみの一部に負担が集中して、再発するに至ります。

● **"年寄りの腰曲がり"の多くは、手（腕）、上体の動きを受ける腰への負担、
　とりわけ[胸腰移行部]への積年の負担によって引き起こされる**

　（展示2-29）に紹介したとおり、[胸腰移行部]は手（腕）を使う際の要(かなめ)になります。重い物を両手で持ち上げたり、家人を介護したりする際には、ここには腰殿部とともに負担が集中します、腰の構えを調えて手（腕）を使うにしても、狭いところでの介護であれば、腰への負担は避けられません。作業のくり返しは、特に[胸腰移行部]に疲弊をもたらします。**事例⑦**に紹介したSさんは、その一例です。

● **前屈み姿勢に「上体捩れ」姿勢が重なるとき、
　腰痛症は深刻になる**

　人は成人する前に右利き、左利きの使い勝手が決まってしまいます。例えば、左利きの人が右の手（腕）を左手並みに使いこなそうとするなら、青少年のうちに訓練する必要があります。一方、成人期以降、右利きとして労働

腰痛の事例⑦

［胸腰移行部］の"崩れ"を調え直すことで、歩けるようになった。そのうえ、血圧の乱高下まで治まったケース

Sさん（初診時76歳　女性　元看護師　4年前まで夫の介護）

●初診時は1年前の初夏のころで、その年の暮れまで8カ月間、毎週欠かさず通院されました。「この1年で腰曲がりがひどくなり、腰がつらくて数百メートル先のスーパーマーケットまで行く途中にも、何度か休まないとたどり着けない」、「半年前の2月に心臓発作で入院。退院後、薬を飲んでも血圧の乱高下が治まらず困っている」と言います。声はしっかりしていますが、少し息苦しそうに話されます。右肩が極端に前にかぶってきていて、立位を拝見すると、足腰は意外にしっかりしていて、背部の歪みだけが目立ちました。

●上体の前屈みと右捻れが、胸腰移行部で発生
　・右肩前下方
　・椎骨の突起が突出
　・腰がつらくて歩けない

●座位で左ウエストに左手掌を当てて左腰を立て直してもらうと、「反対側の右肩が上がって腰が重いのも少し楽だ」と言います。上体の姿勢が正されて「胸（みぞおちの左上方）への苦しさも和らぐ」と言います。脈の状態も以前より落ち着いています。

●［胸腰移行部］での腰曲がりを正すとともに、〈第11・12胸椎から第1腰椎突出部〉で起きている「上体の捩れ」が、腰痛の根本原因と見当がつきました。そこで、この腰の構えの崩れを調えることに対策を集中しました。
→1カ月経つうち、前屈み姿勢が少しずつ正され、背部（第1腰椎）の突出もわずかになりました。本人が一番驚いたのは、胸の苦しさが和らぎ、血圧の乱高下がまったくなくなったことです。

●2カ月経つと、200メートルぐらいは休まずに歩けるようになり、腰痛ベルト

137ページに続く→

第4展示室　筋やスジの回復を図り、腰を支持する力を保つ

に従事するうち、左右の手（腕）の使い方は常習化します。これが「上体捩れ」の姿勢が固定化する大きな理由です。

　ここへ、初老期ころから、前屈み姿勢がかぶってくると[胸腰移行部]への負担は厳しいものになり、「腰が疲れる」「ときどき痛い」というレベルを超えて、慢性の腰痛症につながります。

☞ 腰痛症がひどくなっても、「片方の手で重いキャスターを引いて長歩き」したり、「軽くても片方の肩に荷物をぶら下げて持つ」習慣は、再発予防の意味で、やめるべきです。

☞ 「腹ばいになって背腰部を弛（たる）ませる」「ゴルフボール（2個）で作ったグッズを背中のスジに押し当てる」といった方法でケアすることができます。また、右腰殿部に痛みが大きいケースでは、「右腰を入れながら、左腕を振りかぶる」ポーズを業間体操として習慣づけることも有効です。**事例⑦**のSさんは、これらの方法を生活に取り入れ半年ほどで、数キロぐらいは歩けるようになりました。

● **高齢者で「脊柱を骨盤より後方に構えたうえで、上体は
　前屈姿勢（上体後退型と呼ぶ）」の体形で歩いている人もいるが……**

　腰を支える力が衰え、直立姿勢を長く保てなくなると、多くは上体の前屈みの姿勢で生活するようになります。しかし、老齢期に入ると、前屈みでなく逆に、上体をいったん引いて構える姿勢をとる高齢者がいます。この場合、腰を支えるしくみ（B）の「腸腰筋」の負担が大きくなります。その姿勢を続けると、この筋も疲弊し腰痛に坐骨神経痛が加わるようになります。また、「脊柱管狭窄症（せきちゅうかんきょうさくしょう）」の発症リスクも高まります（Ⅵ上体後退型）。

☞ 「脊柱起立筋」にあわせ、腰椎前下方に引っぱる作用のある「腸腰筋」の

腰痛の事例⑦（続き）

をして外出できるようになりました。その後、血圧は降圧剤を飲まなくてもよくなりました。秋を迎え寒くなってからも胸（心窩部付近）のつらさはありません。半年以上、心臓発作の懸念から止めていた自転車も、電動アシスト付きのものを利用して再開しました。

● 年末で通院を終えられましたが、一番大きな回復要因は、姿勢の崩れに因る胸郭の歪みでした。そして、[胸腰移行部]の"崩れ"に焦点をあてた方法をその都度指示しました。本人がこれを理解され、自分の身体の声を聴き取りながら養生に励まれたことで、「腰を支持する力」を取り戻すことができました。

● ところで、ここまで上体の姿勢が崩れ、腰痛症から抜け出せなくなった発端は何だったのでしょうか。4年前まで続いた亡夫の世話にありました。大柄なご主人の脳梗塞発作に始まる在宅介護は、元看護師で偉丈夫な彼女の身体にとっても負担が大きかったのでしょう。片手で寝たきりの身体を支えながらの食事や下の世話は、腰を支えるしくみが回復する暇を与えてくれなかったのでしょう。

腰痛の事例⑧

「脊柱管狭窄症」の進行をうまくやり過ごしてきた元保育士

Kさん（初診時72歳　女性　ダンスなど趣味が多い）

● 明るくて元気そうな様子ですが、少し前屈み気味に腰を下ろされました。上体を反らしたり、腰を伸ばしたりして歩きだそうとすると139ページの図のように太もも後方に痛みが走ります。自転車に乗ると痛みがないので、「近隣に毎日のように出かけています」と言っていました。

● 定年退職後7年ほどはなんともなかったのですが、この3年、徐々に症状がひどくなり、MRI検査で「脊柱管狭窄症」と診断されました。処方された薬を半年ほど飲みましたが効かないので止めています。「尿の出に異常が出るようなら、別の方法を考えます」と言われましたが、通院しないままだと言う。

139ページに続く→

第4展示室　筋やスジの回復を図り、腰を支持する力を保つ

疲労の回復を図ります。これには前述の「3　足腰に血液・リンパの環流を促す方法」のいずれかの方法を利用するとよいでしょう。また、腰を支える筋やスジをチェックして緊縮力の回復を図り、腰を支持する力を保てるようにする必要があります。

5 腰を支える筋やスジの緊縮力を保つことで、腰痛の発生（再発）を防止する

　手足を動かすとき、あるいは姿勢を保持するとき、腰を支える筋やスジは必ず協同して力を発揮しないと、思うように動作や姿勢を保てません。思ったような腰の構えを保持できずに腰痛が発生（再発）します。

　"筋やスジの緊縮力を保つ"というテーマは、ここまで折りにふれて紹介したところですが、最後に再度この視点から、腰痛症から抜け出す途すじをまとめてみました。

・腰を支える筋やスジは反復して伸縮させたり、長い時間同じ姿勢を保っていると、こわばりやひきつれを生じ、腰痛症を生じる
　→損なわれた伸縮性は、指圧等の手技、テニスボール等の押圧によって回復することができます。また温めても効果的です。

・同じ姿勢を保つ際、伸張した状態のまま緊縮が続いたとき、特にこわばり、ひきつれが残る
　→前に述べた方法以外では、ストレッチングなど、ゆっくりした大きな全身運動が特に有効です。

・不用意な姿勢や腰の構えが崩れたまま動作をすると、手足・体幹に力が入りづらいのが普通。このとき、緊縮性が発揮できない筋やスジが発生して

> **腰痛の事例⑧（続き）**

●この方は、どういう姿勢や動作で痛むか自分でわかるので、「この1〜2年は、これを目安に趣味も控えることなく生活してきました」、さらには「太極拳のときは右膝を上げようとすると痛みが来るので挙げられない」「フォークダンスのほうが痛むことが多いのはなぜでしょう？」と訴えます。

→MRI検査では「左のすべり症」もあるとの診断です。しかし、症状が出るのは上体を立てたときなので、古傷（すべり症）よりも「狭窄症」の進行を止めるほうを目標に、対策を練ることにしました。

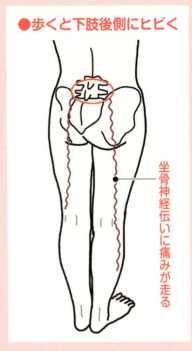

●歩くと下肢後側にヒビく

坐骨神経伝いに痛みが走る

●対策の第1は「痛みの出ない腰の構えを固めること」としました。軽く肛門を締めて、骨盤を立てた腰の構えに戻すようにします。具体策としては……

→朝夕「お尻持ち上げストン」の操体法を数回行って腰の構えを調えること。外出時、特に長歩きの予定があるときは、「腰痛ベルト」をすること。

→フォークダンスのときにも前屈みになるのではなく、腰の入った太極拳の腰の構えを崩さないようにする。

●第2は「下半身を温めるとすぐに楽になる」というご本人の気づきを生かして、足腰の血流を促進する方策です。

→下半身浴を始めたところ、今まであった「足の裏に餅が張り付いた感じ」はなくなりました。冷房の効いたダンスフロアも苦にならなくなりました。

●2回診たところで「様子をみて、また必要があれば予約を」としました。自分が楽だと感じた「身体の声」に徹底して従う方針を貫けば、自分で治められるケースのようです。

第4展示室　筋やスジの回復を図り、腰を支持する力を保つ

おり、これと協同して働くスジにも負担が大きくなる
→このスジの緊縮不全の現象は、かなり日常的に起こっているにもかかわらず見過ごされがちです。緊縮力不全のスジを「弛みのスジ」として捉え、こわばりやひきつれのスジ同様に対処して、腰痛の発生（再発）を防止します。
→腹部の深呼吸や操体法などを利用して、腰の構えを調えるようにすれば、スジの緊縮力不全は防止できます。
→どんな姿勢のとき、どんな動作で痛みが強くなり、逆に軽減するかによってどの筋、どのスジをケアすべきかの見当をつけられます。**123・125ページの質問表（その1）（その2）**に載せた図解を頼りに、伸縮性や緊縮力不全のスジを捉えることができます。

腰を支持するスジが力を回復し、腰の構えが調ってくれば、必ず腰痛から抜け出すことができます。

6 腰に関わる運動の原理をベースに対応策をさぐる

以上で案内を終了するところまできました。［第1展示室］から［第4展示室］の順路が、そのままご自身の養生の方針を固めていく途すじになっています。

医療機関で検査を受けたり、いろいろ治療を受けるにせよ、結局は自分で原因をさぐり、身体に照らしてやってみるしかないというのが「**腰痛症**」です。ここで、腰の働きに関わる運動の原理をベースにして、腰痛症の原因や背景をさぐり、対処の仕方を決める方法のまとめとします。

①体幹の直立は、体幹下方の「**腰を支える3つのしくみ**」によって保持されている。

②手足・体幹の正確で力強い動きは、「**腰の構えをつくること**」ではじめて可能になる。

③「**腰を支持する力**」が、体幹から腰にかかる負担を支え切れなくなったとき、腰痛は発生する。

④「腰を支持する力」は、ふだんは腰の骨（腰椎と骨盤）と、ここを起点に体幹から手足へと走行する「**筋の連なり（スジ）**」が一体となって生み出されている。動作時には、「**腹部ボール**」の緊縮が加わり、腰を支持する力は最大となる。

⑤ふだんの「腰の構え」は［Ⅰ型］から［Ⅳ型］の**4つのパターン**に大別できる。「腰の構えの崩れ」が進行すると、腰痛症の原因となるが、初老期には新たに「**老人の腰曲がり**」である［Ⅴ型］［Ⅵ型］という2パターンが加わり腰痛症の大きな原因になる。

⑥中高齢者が発症に至るプロセスを模式化すると、
- 長年の身体の使い方で、「ア　腰の骨の変形や脊柱管狭窄症などが発症」、「イ　姿勢や腰の構えの崩れが進行する」、「ウ　同時に腰を支持する筋やスジの伸縮性が失われる」
↓
- 腰を支える筋やスジの伸縮性や緊縮性の低下があると、腰痛の発症リスクが高まる
↓

第4展示室　筋やスジの回復を図り、腰を支持する力を保つ

・腰の構えの崩れが進行し、そこに大きな負担が重なったとき、腰痛が発生する

※自分の腰痛の正体は(①〜⑥のどの運動原理に因っているか)×([Ⅰ型]〜[Ⅵ型]のタイプ)×(現在はア・イ・ウのどのプロセスで何が起きているか)以上3種の発症要因を重ね合わせて考えると、だいたいの目標手順が浮かんでくるはずです。

※「腰を支持する力を回復し、保持すること」が腰の養生の中心になります。具体的な対処の目標がはっきりしたら、対応する治療法、養生法を実行してみてください。

おわりに

　この本は、なかなか治り切らない腰痛症を抱えた人が、自らの腰の痛みの原因や背景をさぐり、対処の仕方を見つけてもらうことを主な目的として制作しました。4つの展示室を巡り終えて、あなたの腰の痛みの正体は明らかになってきましたか。最後に、最近とくに顕著になってきている「高齢化社会と腰痛」について述べておくことにします。

●高齢社会の進行と「腰痛症」

　この本の執筆にかかって1年半、企画を立て始めてからでは2年になります。この間、社会の高齢化が進むのを痛感しています。治療室で相対する患者さんは年配の方が多くなりました。「腰痛症」で来院される方も中高齢者がほとんどです。[第4展示室]で取り上げた事例（4）は腰痛変形症のある背曲がり、腰曲がり［Ⅴ型］の女性でした、一方、事例（5）は、脊柱管狭窄症がある腰椎後弯型［Ⅱ型］でした。そして、いずれの方も、連れ合いの介護が数年続いたあとの腰痛症の発症でした。

　高齢者が身内の人や周辺の高齢者の世話をせざるを得ないケースは、珍しいことではなくなりました。他人事ではなく、私もそんな役割を長年、担ってきています。そこで心がけているのは「負担が1カ所に持続してかかるような身体の使い方を避けること」です。そして、もうひとつが、「身体をひとつながりの全体で使う腰の構え」を意識することです。

　この実践ガイドブックが、そんな境遇におられる諸氏のお役に立つことがあれば幸いです。

2019年1月

●著者
吉田　元（よしだ・はじめ）
1947年、福岡市に生まれる。静岡大学人文学部入学、中途退学後上京。東洋医学に興味を覚え、日本鍼灸理療学校に学ぶ。卒業後、鍼灸指圧の治療所を開設。同時に精神障害者の社会復帰活動に参画し、地域の通所作業所開設に協力。グループホームを10年余り担当したあと退任。この間、心身にわたるケアの問題に関心を継続し、Boocsホリスティッククリニック東京の開業と同時にスタッフに加わる。8年間在職。現在は、臨床運動学研究会の活動を継続。共著に『自分で治せる腰痛』『自分で治せるひざ・足の痛み』（法研）ほか。
（お問い合わせ）臨床運動学研究会　090-2220-3383（午後1時〜5時）

協力／株式会社耕事務所　　　装丁／アップライン
本文デザイン／石川妙子　　　カバー画像提供／PIXTA（ピクスタ）
本文イラスト／山下幸子

実践ガイド　腰痛症は自分で治す

平成31年3月20日　第1刷発行

著　者　　吉田　元

発行者　　東島俊一

発行所　　株式会社　法　研
東京都中央区銀座1-10-1（〒104-8104）
販売03（3562）7671／編集03（3562）7674
http://www.sociohealth.co.jp

印刷・製本　研友社印刷株式会社

0102

小社は㈱法研を核に「SOCIO HEALTH GROUP」を構成し、相互のネットワークにより、"社会保障及び健康に関する情報の社会的価値創造"を事業領域としています。その一環としての小社の出版事業にご注目ください。

©Hajime Yoshida 2019 printed in Japan
ISBN 978-4-86513-499-5 C0077　定価はカバーに表示してあります。
乱丁本・落丁本は小社出版事業課あてにお送りください。
送料小社負担にてお取り替えいたします。

JCOPY〈(社)出版者著作権管理機構　委託出版物〉
本書の無断複製は著作権法上での例外を除き禁じられています。複製される場合は、そのつど事前に、(社)出版者著作権管理機構（電話 03-3513-6969、FAX 03-3513-6979、e-mail : info@jcopy.or.jp）の許諾を得てください。